Het bespreken van medische kansen en risico's

Dilemma's in de spreekkamer

Onder redactie van:
Dr. D.T. Ubbink
Prof. dr. D.A. Legemate

Eindredactie:
Drs. Anne-Bregtje Schelfhout

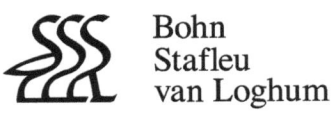

Houten 2012

© 2012 Bohn Stafleu van Loghum, onderdeel van Springer Media

Alle rechten voorbehouden. Niets uit deze uitgave mag worden verveelvoudigd, opgeslagen in een geautomatiseerd gegevensbestand, of openbaar gemaakt, in enige vorm of op enige wijze, hetzij elektronisch, mechanisch, door fotokopieën of opnamen, hetzij op enige andere manier, zonder voorafgaande schriftelijke toestemming van de uitgever.

Voor zover het maken van kopieën uit deze uitgave is toegestaan op grond van artikel 16b Auteurswet j° het Besluit van 20 juni 1974, Stb. 351, zoals gewijzigd bij het Besluit van 23 augustus 1985, Stb. 471 en artikel 17 Auteurswet, dient men de daarvoor wettelijk verschuldigde vergoedingen te voldoen aan de Stichting Reprorecht (Postbus 3060, 2130 KB Hoofddorp). Voor het overnemen van (een) gedeelte(n) uit deze uitgave in bloemlezingen, readers en andere compilatiewerken (artikel 16 Auteurswet) dient men zich tot de uitgever te wenden.

Samensteller(s) en uitgever zijn zich volledig bewust van hun taak een betrouwbare uitgave te verzorgen. Niettemin kunnen zij geen aansprakelijkheid aanvaarden voor drukfouten en andere onjuistheden die eventueel in deze uitgave voorkomen.

ISBN 978 90 313 8263 7
NUR 870/876/890

Ontwerp omslag: Nanja Toebak
Ontwerp binnenwerk: Studio Bassa
Automatische opmaak: Crest Premedia Solutions (P) Ltd., Pune, India

Bohn Stafleu van Loghum
Het Spoor 2
Postbus 246
3990 GA Houten

www.bsl.nl

Het bespreken van medische kansen en riciso's

Inhoud

	Over de redactie	8
	Over de auteurs	9
	Voorwoord van de redactie	11
	Voorwoord: Moeilijk kiezen	12
1	**De patiënt slikt niet alles** Therapietrouw, een zware pil	14
1.1	Hoe vaak is er therapieontrouw?	15
1.2	Waarom houden patiënten zich niet aan voorschriften en adviezen?	16
1.3	Hoe voorkom je therapieontrouw?	17
	Referenties	22
2	**Onalledaags?** Over de bijwerkingen van voors en tegens van een operatie	23
2.1	Vraagstukken over voors en tegens	25
2.2	Complexiteit informed consent	25
2.3	Rotsen in de branding van informed consent	28
	Referenties	31
3	**Kinderlijk eenvoudig?** Over communiceren met patiëntjes en hun internetwijze ouders	32
3.1	Handelen en helpen	33
3.2	Eenvoudige oplossing?	37
	Referenties	39

4	**Overlevingsdrang**	40
	Het vaste geloof in onbewezen wonderbehandelingen	
4.1	Geloof in wonderbehandelingen	42
4.2	Dendritische cellen	43
4.3	Gemiddelde waarden van overleving	44
4.4	Alleen bewezen therapieën	44
	Referenties	46
5	**Beraden over twee kwaden**	47
	Onzekere prognostiek als leidraad	
5.1	Behandelen of niet behandelen?	48
5.2	Keuzes maken in een rampgebied	49
5.3	De gevolgen	49
5.4	Toekomst	50
6	**Helpen keuzehulpen kiezen?**	52
	De patiënt is toenemend betrokken	
6.1	Adjuvante chemotherapie	53
6.2	Dilemma's	53
6.3	Keuzehulpen	55
6.4	Keuzehulp coloncarcinoom	57
6.5	De ontwikkeling van keuzehulpen	57
6.6	Brede implementatie keuzehulpen	64
	Referenties	65
7	**Praat dat (er) maar eens uit**	67
	Kiezen tussen kwantiteit en kwaliteit van leven	
7.1	Strijden, niet wachten… of andersom?	70
7.2	Zoektocht naar balans tussen kwantiteit en kwaliteit van leven	71
7.3	Willen weten of niet willen weten?	72
7.4	Meebeslissen?	73
7.5	Een patiënt heeft een stem	75
	Referenties	77
8	**Praatjes, blaadjes en plaatjes**	78
	Hulpmiddelen bij communicatie	
8.1	Een lastig 'praatje'	79
8.2	'Blaadjes' en 'plaatjes'	81

8.3	Communicatiehulpmiddelen en risicocommunicatiestrategie	87
8.4	Terug naar de casus	89
	Referenties	90
9	**Genetisch is profetisch?**	91
	Hoe om te gaan met erfelijke belasting	
9.1	Erfelijke belasting en besef	93
9.2	Keuzes maken van levensbelang	93
9.3	Kankerpreventie, alertheid en shared decision making	96
	Referenties	99
10	**Het eerst malen of het laatst lachen?**	100
	Over het geloof en ongeloof in screening	
10.1	Screenen of niet screenen: de dilemma's	102
10.2	Screening voor kanker	105
10.3	De recente bevindingen	106
10.4	Overdiagnose en indolente tumoren	107
10.5	Stappen voorwaarts	108
	Referenties	110
11	**De patiënt knikt, zijn kennis knakt**	111
	Lage gezondheidsvaardigheden en diabeteszelfzorg	
11.1	Lage gezondheidsvaardigheden en dilemma's	113
11.2	Een muur tussen de patiënt en mij?	114
11.3	Lage gezondheidsvaardigheden en gezondheidsuitkomsten	115
11.4	Bewustzijn, herkenning en erkenning	116
11.5	Pas op voor valkuilen	117
11.6	Communicatie optimaliseren	118
11.7	Ondersteuning bieden en verwachtingen bijstellen	118
11.8	Aandacht voor gezondheidsvaardigheden in de medische opleiding	119
11.9	Medisch en economisch profijt	119
	Referenties	121

Over de redactie

Dr. D.T. Ubbink
arts-klinisch epidemioloog, afdeling Kwaliteit en Procesinnovatie, Academisch Medisch Centrum, Amsterdam

Prof. dr. D.A. Legemate
chirurg-epidemioloog, afdeling Chirurgie, Academisch Medisch Centrum, Amsterdam

Over de auteurs

Prof. dr. P.J.M. Bakker
directeur afdeling Kwaliteit en Procesinnovatie, Academisch Medisch Centrum, Amsterdam, hiervoor in het Academisch Medisch Centrum werkzaam als internist-oncoloog

Prof. C.H. Bangma
uroloog, afdelingshoofd Urologie, Erasmus MC, Rotterdam

Dr. M.L. Essink-Bot
arts Maatschappij en Gezondheid en epidemioloog, afdeling Sociale geneeskunde, Academisch Medisch Centrum, Universiteit van Amsterdam

Prof. dr. Y. van der Graaf
hoogleraar klinische epidemiologie, Julius Centrum voor Gezondheidswetenschappen en Eerstelijnsgeneeskunde, Universitair Medisch Centrum, Utrecht

Dr. H.G.L.M. Grundmeijer
huisarts te Diemen en verbonden aan de afdeling Huisartsgeneeskunde, Academisch Medisch Centrum, Universiteit van Amsterdam

Prof. dr. J.C.J.M. de Haes
medisch psycholoog, afdeling Medische Psychologie, Academisch Medisch Centrum, Amsterdam

Dr. R.P. Hermens
epidemioloog en senior-onderzoeker Kwaliteit van Zorg, Scientific Institute for Quality of Healthcare (IQ healthcare), Universitair Medisch Centrum St Radboud, Nijmegen

Prof. dr. H.S.A. Heymans
kinderarts, hoogleraar kindergeneeskunde, Emma Kinderziekenhuis-Academisch Medisch Centrum, Universiteit van Amsterdam

Prof. dr. N. Hoogerbrugge
internist en hoogleraar erfelijke kanker, afdeling Antropogenetica, Universitair Medisch Centrum St Radboud, Nijmegen

Drs. B. Keizer
verpleeghuisarts, Flevohuis Amsterdam

Prof. dr. D.A. Legemate
chirurg-epidemioloog, afdeling Chirurgie, Academisch Medisch Centrum, Amsterdam

Prof. dr. D.J. Richel
medisch oncoloog, hoofd Medische Oncologie, afdeling Medische Oncologie, Academisch Medisch Centrum, Amsterdam

Dr. E.M.A. Smets
medisch psycholoog, afdeling Medische Psychologie, Academisch Medisch Centrum, Universiteit van Amsterdam

Prof. dr. A.M. Stiggelbout
medisch besliskundige, afdeling Medische Besliskunde, Leids Universitair Medisch Centrum, Leiden

Dr. Th.B. Twickler
internist-endocrinoloog, afdeling Endocriene Ziekten, Diabetologie en Metabole Ziekten, Universitair Ziekenhuis Antwerpen, afdeling Vasculaire geneeskunde, Academisch Medisch Centrum, Amsterdam

Dr. D.T. Ubbink
arts-klinisch epidemioloog, afdeling Kwaliteit en Procesinnovatie, Academisch Medisch Centrum, Amsterdam

Prof. dr. M. Vermeulen
neuroloog, afdeling Neurologie, Academisch Medisch Centrum, Amsterdam

Dr. J.O.M. Zaat
huisarts, Huisartsenmaatschap Landauer Purmerend en adjunct-hoofdredacteur *Nederlands Tijdschrift voor Geneeskunde*

Voorwoord van de redactie

Geneeskunde wordt steeds complexer en patiënten worden steeds mondiger. Zij willen in toenemende mate betrokken worden bij de medische besluitvorming. En terecht; zij hebben recht op goede en afgewogen informatie die bij voorkeur wetenschappelijk onderbouwd is. Er is steeds meer *evidence* over de voor- en nadelen van medische interventies. Maar hoe breng je de kansen en risico's over op een patiënt en welke dilemma's spelen bij de besluitvorming een rol?
Wij geven al jaren les in *evidence based medicine* (EBM) en merken in de praktijk dat de beschikbare evidence niet altijd eenvoudig te interpreteren en toe te passen is op de patiënt. Laat staan dat de zorgverlener deze gemakkelijk met de patiënt kan bespreken. Er is nog weinig aandacht voor de communicatie over medische kansen en risico's.
In dit boek komen diverse medisch specialisten aan het woord: van huisarts, internist, neuroloog, kinderarts, oncoloog, chirurg en verpleeghuisarts tot klinisch psychologen, genetici en epidemiologen. Aan de hand van een casus uit hun spreekkamer beschrijven zij dilemma's die zij hebben ervaren bij het overbrengen van kansen en risico's aan de patiënt. Zij delen daarbij niet alleen hun ervaringen, maar geven ook bruikbare tips om de communicatie met de patiënt in je eigen spreekkamer gemakkelijker te maken.
Het belang van het genereren en interpreteren van evidence staat vast. Pas wanneer deze ook goed wordt gecommuniceerd, worden zorgverleners én patiënten er beter van. Met dit boek willen wij allen die professioneel met patiënten (gaan) spreken een hulpmiddel hierbij bieden.

De redactie:
Dirk Ubbink
Dink Legemate

Voorwoord: Moeilijk kiezen

Dr. Joost Zaat

Daar zit ze dan, mevrouw D. die informatie komt halen over de voorgestelde invasieve behandeling van haar hartritmestoornis. Dat gebonk heeft ze te danken aan haar behandelaars van een aantal jaren geleden. Toen had ze een mammacarcinoom, waarvoor ze destijds een nog betrekkelijk experimentele chemotherapie heeft gehad. Vanwege de kans op een tumor in de andere borst – ze bleek BCRA positief – is daar ook een amputatie gedaan. Destijds een kleine toename van de statistische kans op overleven door de adjuvante therapie en een vermindering van de kans op een tweede tumor, maar er is met geen woord gerept over late gevolgen. Dat wisten we toen ook nog niet, dus is het haar specialisten en mij niet helemaal aan te rekenen. Maar in een notendop geeft dit probleem aan hoe ongelooflijk ingewikkeld risicocommunicatie kan zijn. Nu zitten we samen opnieuw met een keuzeprobleem: levenslang medicatie en af en toe een cardioversie of een ablatio. Makkelijker is het geven van advies er niet op geworden.

Dat geldt niet alleen voor behandelbeslissingen maar ook voor diagnostiek.
Elke huisarts krijgt ongeruste mannen op het spreekuur die bang zijn voor een prostaatcarcinoom. Ik kan tegenwoordig redelijk uitleggen dat het meten van een PSA betrekkelijk zinloos is. Maar mijn pogingen tot uitleg blijken een paar maanden later niet zelden toch niet te zijn aangekomen, want de cardioloog die aan het prikken slaat, zet op verzoek van de patiënt een extra kruisje. Wat dan? Hoe leg je uit wat de kansen van mijnheer D. zijn bij een PSA van 5,2 op een daadwerkelijk agressieve tumor (heel klein) en wat de kans is op impotentie en incontinentie (heel groot)? Hoe help je de patiënt dan zijn afweging te maken in een cultuur die stijf staat van de angst voor ziekten?

The doctor knows best, maar niet heus. Veel weten we immers niet. Van vooral veel preventieve activiteiten zoals bevolkingsonderzoek op borstkanker is nooit enig nuttig effect bewezen. Integendeel, preventie kan op individueel niveau ook behoorlijk schaden. Al is het merkwaardig dat patiënten dat soms toch nog anders zien. 'Maar goed dat ze mijn borst hebben geopereerd dokter', zei ooit een patiënt bij wie een borst was geamputeerd zonder dat er in het complete preparaat ook maar een enkel tumorrestje was gevonden. Bij de biopten was op meerdere plaatsen ductaal carcinoma in situ gevonden. Of ze ooit een invasief carcinoom zou hebben ontwikkeld, zullen we nooit weten, maar ik heb nog steeds het gevoel dat we haar schade hebben toegebracht.

Uitleggen hoe diagnostiek werkt, wat de kans is op het vinden van een behandelbare aandoening of uitleggen wat voor- en nadelen van behandeling zijn, leren dokters onvoldoende. Niet alleen kunnen dokters slecht rekenen met kansen, ook kunnen patiënten zich vaak weinig bij de uitkomsten van het gegoochel met risicofactoren voorstellen. Vaak denken patiënten en hun dokters dichotoom en allebei zijn ze bang iets over het hoofd te zien. 'Je hebt het of je hebt het niet' en 'Je hoort toch niet anders' zijn beide slechte raadgevers bij onzekerheid.

De geneeskunde is vol onzekerheid en de zorg is complex. Ondanks alle vooruitgang in kennis zullen deze twee problemen blijven bestaan. We zullen als hulpverleners moeten leren hoe je complexe zaken goed uitlegt en hoe je die uitleg afstemt op de patiënt die je om raad komt vragen. Uitleg is maatwerk. Terwijl behandelingen steeds meer geprotocolleerd en eenduidig worden, hebben dokters een heel grote gereedschapskist aan communicatietechnieken nodig om zowel met de 50-jarige advocaat te overleggen over zijn kans op prostaatkanker als met de 65-jarige weinig geletterde Marokkaanse vrouw met diabetes over het nut van een statine en meer bewegen. Er is niet één goede truc die je altijd kunt gebruiken. Delen van die gereedschapskist met communicatietechnieken vind je in dit boek. Het is het eerste boek in Nederland waarin een groot aantal auteurs allerlei aspecten van risicocommunicatie beschrijft. Simpele oplossingen hebben de auteurs niet, maar ze reiken wel een aantal manieren aan om de communicatie te verbeteren.

Daarmee is dit boek voor alle dokters, hulpverleners, studenten en geïnteresseerde patiënten belangrijk. Goed communiceren over risico's en winst staat immers centraal in patiëntgerichte en veilige zorg in alle specialismen en in de publieke gezondheidszorg.

De patiënt slikt niet alles

Therapietrouw, een zware pil

Dr. Hans Grundmeijer

Casus

'Ach dokter, u hebt zo het beste met me voor'
Ze was 71 jaar en een milde grootmoeder. Ze had een klein hartinfarct gehad, dat eigenlijk niet eens zoveel indruk op haar had gemaakt. De cardioloog had haar acetylsalicylzuur, metoprolol, simvastatine en lisinopril voorgeschreven. Drie maanden later kwam ze op mijn spreekuur ter controle. Het ging goed met haar. Ze had geen pijn op de borst en ze kon uren met haar dochter winkelen in de stad. Op mijn vraag of het haar lukte al die pillen goed in te nemen, zei ze dat dit prima gegaan was. Gegaan was? Nee, ze slikte nu niets meer, de kuur was immers afgelopen.
Dit misverstand moest *lege artis* uit de wereld worden geholpen. Ik legde haar uit dat deze pillen haar hele leven moesten worden geslikt met de bedoeling een tweede hartinfarct te voorkomen. Als ze deze medicatie niet slikte, zou ze 50% kans hebben dat haar binnen vijf jaar weer een infarct zou overkomen. Als ze de pillen wel innam, zou dat risico maar 30% zijn.
Volstrekt demagogisch zei ik erbij dat een tweede infarct wel eens veel erger zou kunnen zijn. Ze moest het goed begrijpen en ik schreef het in grote letters voor haar op. De simvastatine was om haar cholesterol omlaag te krijgen, de aspirine om haar bloed te verdunnen, de lisinopril om te zorgen dat haar hartpomp het goed zou blijven doen en de metoprolol om haar hart niet te zwaar te belasten.
Op de kop af drie maanden later was ze er weer, omdat afgelopen weekend de pillen op waren. Ze kwam nieuwe pillen halen. 'Komt u de volgende keer langs *voordat* uw pillen op zijn. Dan zit u niet een paar dagen zonder.'

> De stiptheid waarmee ze kwam, deed een hoge *compliance* vermoeden. Ik complimenteerde haar en was blij dat zij mijn uitleg goed had begrepen. 'Ach dokter, ik snapte niets van die uitleg, maar ik vind u zo aardig en u hebt zo het beste met me voor; ik heb mijn best gedaan.'

1.1 Hoe vaak is er therapieontrouw?

Veel onderzoeken naar therapietrouw hebben duidelijk gemaakt dat grofweg 30 tot 60% van de voorschriften en instructies van de arts door de patiënt niet volledig worden opgevolgd. Daarbij gaat het om het niet of niet juist innemen van medicatie, het niet verschijnen op controleafspraken of het niet opvolgen van adviezen.

> Onder therapietrouw (compliance, adherence) wordt verstaan de mate waarin het gedrag van de patiënt, in termen van medicatie-inname, opvolgen van dieetadviezen of uitvoeren van voorgeschreven leefstijlveranderingen, overeenkomt met wat de arts voorschrijft.

Van de mensen met een chronische ziekte volgt 50% de adviezen van hun dokter niet op. Daarbij is er geen relatie met de leeftijd, de aandoening of de soort behandeling. Zelfs mensen met een hoog of gemiddeld risico om te sterven aan hun aandoening, hebben een slechte compliance (Turner et al., 2000; Viller et al., 2000; Caro et al., 1999). Een dergelijk resultaat stemt uiteraard tot nadenken.
Artsen en patiënten schatten de therapietrouw veel hoger in. Het feit dat artsen bij het niet aanslaan van een therapie niet direct aan therapieontrouw denken, is misschien begrijpelijk, maar staat ver af van de dagelijkse realiteit. Het ophogen van de medicatie bij hypertensie omdat de bloeddruk niet wil dalen, is zinloos en soms zelfs riskant als niet zeker is dat de therapietrouw goed is. Het veranderen van een antibioticum omdat de infectie niet over wil gaan, is ook weinig professioneel als niet eerst naar de therapietrouw is gevraagd.

> **Enkele manieren om therapieontrouw op te sporen**
> - Direct aan de patiënt vragen (op een niet-bedreigende manier, bijvoorbeeld: 'Wij weten als artsen dat patiënten het lastig vinden om goed hun medicijnen in te nemen; is het u gelukt?').

- Nagaan hoe het in het verleden is gegaan met de patiënt ten aanzien van het nakomen van afspraken.
- Registreren van het wel of niet verschijnen op afspraken tijdens de huidige ziekte-episode.
- Registreren of streefdoelen van de behandeling worden bereikt.
- Tabletten tellen (medicatiebewaking in geautomatiseerde praktijken of via overleg met apotheek).

1.2 Waarom houden patiënten zich niet aan voorschriften en adviezen?

Patiënten hebben vaak een goede reden om niet trouw te zijn aan hun therapie. Die redenen voor therapieontrouw zijn verschillend van aard en meestal complex. Zulke problemen komen veel te weinig ter sprake in het contact tussen arts en patiënt. De arts wil voorkómen wantrouwend over te komen en de patiënt wil de arts niet beledigen of teleurstellen door te laten weten dat zijn voorschriften niet zijn opgevolgd.

Onbegrip door onduidelijke informatieverstrekking is vaak de belangrijkste reden die daaraan ten grondslag ligt. Als de patiënt eigenlijk niet weet waarom de pillen moeten worden geslikt, zakt de motivatie weg. Patiënten hebben vaak geen idee of de pillen curatief, symptomatisch of preventief bedoeld zijn. Ze verwachten dat de medicatie hen van de kwaal afhelpt, dat ze curatief zijn bedoeld. De geneeskunde suggereert ook vaak dat het medicijn veel mensen 'geneest', 'een eind aan de ziekte maakt'. Het aantal keren dat dokters pillen ter curatie voorschrijven, is echter maar gering. Het mag misschien in een beperkt aantal gevallen bij antibiotica wel zo zijn, de 'behandeling' van diabetes, vele vormen van kanker, eczeem en rugpijn is niet causaal, maar patiënten zijn zich dat vaak niet bewust. Veel symptomatische pillen zijn toch populair omdat de klachten worden onderdrukt en de meeste onderliggende aandoeningen *self-limiting* zijn. De suggestie van 'therapie' wordt versterkt doordat een intermediaire maat voor 'succes' wordt gebruikt. Bij het gebruik van tolbutamide of insuline bij diabetes mellitus II daalt de suikerspiegel, maar de kans op diabetische complicaties neemt niet of nauwelijks af.

In een onderzoek in het Verenigd Koninkrijk werd gevraagd waarom de mensen hun antihypertensiva slikten. Slechts 6% wist aan te geven dat het te maken had met het voorkómen van hart- en vaatziekten, vooral het CVA. De belangrijkste reden voor hun therapietrouw was 'dat de dokter heus wel wist wat goed voor hen was'.

Ook *de motivatie* van patiënten kan een rol spelen. Die zakt weg als een behandeling lang duurt (bij bijvoorbeeld diabetes mellitus). Het is mensen niet altijd duidelijk dat ze hun medicatie bij diabetes of hypertensie levenslang moeten gebruiken. Bij preventieve medicatie merkt de patiënt niets van het resultaat. Als dan ook nog de bijwerkingen van een medicijn erg hinderlijk zijn, zal de patiënt veel moeite hebben deze in te nemen. Deze bijwerkingen worden door dokters vaak onderschat. Erectiestoornissen bij antihypertensiva die je je hele leven moet slikken, dikke benen bij calciumantagonisten en de beperking van de actieradius door de imperatieve aandrang bij lisdiuretica kunnen zo hinderlijk zijn dat de patiënt er de brui aan geeft zonder dit spontaan te vertellen. Ze lossen het vaak op door vlak voor het doktersbezoek de pillen weer trouw te slikken in de hoop dat de dokter hun zonde niet merkt.
Te ingrijpende adviezen in de leefstijl (stoppen met roken bijvoorbeeld) vragen zoveel, dat de patiënt de voorschriften makkelijk zal 'vergeten'.
Ook is het begrijpelijk dat patiënten niet steeds willen worden herinnerd aan hun kwaal en daarom medicatie makkelijker laten staan.

1.3 Hoe voorkom je therapieontrouw?

Uitleggen
Kernpunt bij het bevorderen van therapietrouw is het tot stand brengen van goed overleg tussen arts en patiënt. Leg de werking van verschillende pillen uit. De meeste patiënten weten niet dat er verschil bestaat. Gaat het om symptomatische, causale of preventieve pillen? Ze nemen symptomatische pillen heel keurig in als ware het een kuurtje. Preventieve pillen worden gestopt als de pillen (het kuurtje) op zijn. Besteed daar aandacht aan.
En vergeet de bijsluiter niet. Vertel dat de bijsluiter niet gemaakt is om de patiënt te informeren, maar dat deze gemaakt is door de medicijnenfabrikant om zich in te dekken tegen claims. Vertel ook dat, als je de bijsluiter voor paracetamol leest, je dan denkt dat je ter plekke doodvalt als je een dergelijk tabletje inneemt, terwijl we allemaal weten dat dit middel veilig is. Vertel echter wel de bijwerkingen die je serieus neemt, maar dat de rest wat jou betreft kan worden vergeten.
Dan speelt nog het probleem van algemene aversie voor chemische middelen, een begrijpelijk gevoel. Maak dat niet belachelijk; het is

vervelend om pillen te slikken. Je kunt bijvoorbeeld aangeven dat in de gewone geneeskunde veelvuldig gebruik wordt gemaakt van digitalis, vingerhoedskruid, dat helaas een van de meest giftige bloemen is. Leg hierbij de nadruk op het feit dat veel voorgeschreven medicijnen uitgebreid zijn getest en dat ze geen kwaad kunnen. Het gaat slechts om milligrammen en het is een godswonder dat die milligrammen überhaupt kunnen werken.

Duidelijke en gedoseerde informatie kan dit stimuleren, maar het alleen erover te vertellen blijkt slecht te helpen. Patiënten onthouden 10% van wat je vertelt; ze onthouden 40% van wat je vertelt en laat zien; ze onthouden 70% als ze het zelf moeten terugvertellen en ze onthouden 90% als ze het zelf moeten uitvinden.

Er zijn verschillende methoden die ervoor zorgen dat de informatie beter bij de patiënt beklijft.

De eerste methode is het meegeven van een patiëntenbrief. In de huisartsengeneeskunde zijn deze patiëntenbrieven goed van kwaliteit en voldoen ze aan de NHG-standaard. Pas wel op dat je het zelf goed vertelt, dus dat je informatie gelijk is aan die in de patiëntenbrief.

De tweede methode is het gebruik van plaatjes met niet te veel symboliek, verwijzingen of diagrammen. Deze methode kun je eigenlijk bij iedereen inzetten, maar vooral bij allochtonen, ouderen en laaggeletterden. Realiseer je dat bijna 10% van de Nederlandse bevolking analfabeet is.

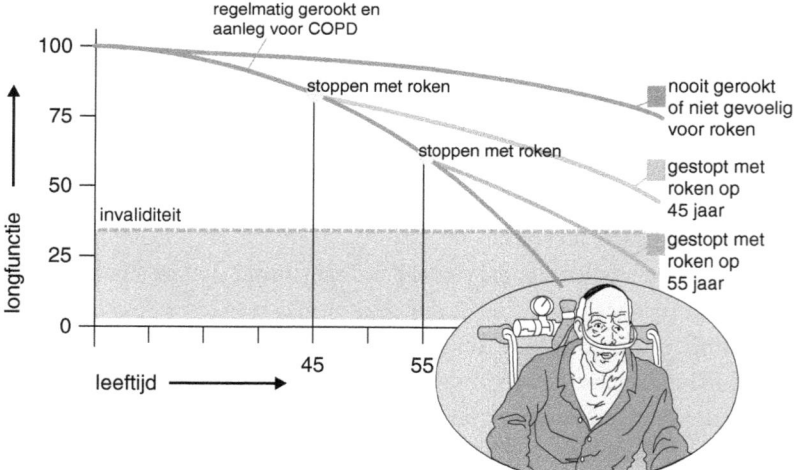

Figuur 1.1 *Het effect van stoppen met roken op de longfunctie op verschillende leeftijden. Voorbeeld van patiëntvoorlichting met behulp van een plaatje.*

De uitleg over compliance door de patiënt te laten terugvertellen, is de derde methode. Maar kanttekening hierbij is dat je de patiënt niet op een schoolse wijze moet benaderen, maar juist op een speelse manier.

De vierde methode kan alleen werken bij hoogopgeleiden. Laat ze de informatie zelf vergaren. Op internet helpt Wikipedia patiënten aardig op weg als het gaat om ziekten (niet voor klachten) en Google scholar is erg goed, maar vaak te ingewikkeld. Realiseer je wel dat alle andere sites commerciële bijbedoelingen hebben.

De partner en andere familieleden bij het medicijngebruik betrekken; vooral bij ouderen is dat belangrijk
Bejaarden zijn soms wat doof of cognitief niet helemaal 100%. Ze kunnen wel wat steun gebruiken.

De patiënt eraan herinneren
Het sturen van herinneringen en het opbellen bij het niet verschijnen op controleafspraken kunnen de therapietrouw stimuleren.

Aansluiten bij de voorkeuren en leefwijze van de patiënt
Sommige artsen trachten via een 'contract' afspraken te maken met hun patiënten om de therapietrouw te bevorderen. Het grootste probleem zit hem bij leefstijladviezen: bijvoorbeeld afspraken over alcoholgebruik bij verslaving, meer bewegen of een streefgewicht bij afvallen. Maar hierbij geldt wel de volgende gouden regel:

> *Geef nooit advies, maar laat mensen proberen om hun eigen leefwijze uit te vinden.*

Realiseer je dat je als dokter uit de middenklasse komt en dat jouw adviezen absoluut niet hoeven aan te sluiten bij de patiënt. Zeker als het gaat om adviezen die gaan over het aanpassen van de leefstijl. Sportieve dokters hebben bijvoorbeeld de neiging om mensen die niet sportief zijn aan te raden naar een sportschool te gaan of te gaan hardlopen. Die mensen doen dat twee keer om vervolgens af te haken, omdat sporten totaal niet past bij hun leefstijl.
Essentieel blijft dus de aansluiting bij de beleving van de patiënt: hoe denkt deze over de klachten? Hoe ernstig neemt de patiënt zijn

klachten? Is de patiënt het eens met de gestelde diagnose? Wat is de hulpvraag?

Een arts kan niet voor een patiënt bepalen hoe deze bijvoorbeeld elke dag een halfuur moet bewegen. De patiënt moet zelf iets bedenken wat hij zijn hele leven kan volhouden. Laat de patiënt een methode verzinnen die bij hem past.

Begrijp en laat ook merken dat verandering van leefstijl uitermate zwaar en ingewikkeld is. Veranderen van eetgewoonten is zo complex, dat lukt niet zomaar. Stoppen met roken is erg moeilijk, doe daar niet luchtig over. Realiseer je dat het makkelijker onbegeleid afkicken is van heroïne (10% succes na een jaar) dan van nicotine (5% succes).

Maak het niet te gecompliceerd
Het is een dilemma hoe ver je gaat met je uitleg. De ervaring leert dat te veel uitleg mensen kan verwarren, zeker als het gaat om kansen. Hoe leg je bijvoorbeeld uit aan een patiënt met hoge bloeddruk dat hij tien jaar lang twee á drie pillen per dag moet slikken, zodat zijn risico om dood te gaan aan een CVA met 2,5% zakt, ergo dat er 97,5% kans bestaat dat hij die pillen voor niets slikt. De vraag is niet alleen *hoe* je dit uitlegt, maar ook *of* je dit uitlegt aan de patiënt. Want als je overgaat tot deze uitleg, krijg je vaak de volgende vraag teruggekaatst: 'Wat zou u doen, dokter?'

In de uitleg kan de academische twijfel die bijna bij elk ziektebeeld bestaat, hinderlijk zijn. Het nut van insuline en sulfonylureumderivaten bij diabetes mellitus II is zeer beperkt tot afwezig. Moet je de patiënt betrekken in die academische discussie? Eigenlijk wel. De patiënt wordt zijn hele leven achtervolgd door ijverige praktijkondersteuners met HbA1c-controles. Pilletje erbij, pilletje eraf, eenheden insuline erbij en eraf. Het is nogal een bezoeking, dus zou je mensen goed moeten voorlichten wat daar nu het nut van is. Of gewoon braaf de richtlijnen afwerken? Soms moet je de academische twijfel voor je houden en niets laten merken; de meeste mensen worden beroerd van academische twijfels en hun compliance wordt er niet beter op.

Doseer je informatie in verschillende consulten
Naast het inschatten van de diepgang van de uitleg die je gaat geven, is het soms moeilijk om de informatie te doseren. Wat vertel je de eerste keer en wat tijdens vervolgafspraken? Val ik gelijk met de deur in huis of ga ik subtieler met de informatie om door stapsgewijs het einddoel van de uitleg te bereiken? De aanpak zal per patiënt en ziektebeeld verschillen.

Zorg voor een zo eenvoudig mogelijk dagschema
Een ander aandachtspunt om therapietrouw aan te moedigen, is om eenvoud in het pillen slikken te creëren (Bloom, 2001). Maak het mensen makkelijk met pillen. Het kan ze meestal niet schelen hoeveel ze per keer moeten slikken, maar het gaat fout als ze meerdere malen per dag pillen moeten slikken. Bij een grote studie naar de compliance voor het gebruik van antihypertensiva was de therapietrouw na een jaar bij eenmaal daags 56% en bij tweemaal daags 26% (Bloom, 1998). De compliance van middelen bij reumatoïde artritis na één jaar was 78% voor eenmaal daags, 72% voor tweemaal daags, 64% voor driemaal daags en 60% voor viermaal daags (Bloom, 1988).
Cholesterolverlagers moeten volgens de boeken 's avonds worden ingenomen, omdat dit een iets mooier cholesterolgehalte in het bloed geeft. Het blijkt echter dat maar liefst 40% van de avondinname wordt vergeten. Dus laat het gemak de mens dienen en laat ze de pillen 's ochtends innemen.
Voor de meeste mensen, vooral bij bejaarden, is het volstrekt onduidelijk wanneer je precies de pil moet innemen als het advies luidt: tijdens het eten, of voor het eten of na het eten innemen. Deze mensen nemen dit soms heel serieus. Zorg voor één tijdstip dat het kan, na het eten of ervoor, maar weeg de voor- en nadelen tegen elkaar af.
Regel zo nodig een medicijncassette bij de apotheek, waarin alle medicijnen door de apotheek per dag worden voorverpakt. Bij meer dan vijf pillen is ook voor jongere mensen een doseerdoosje onmisbaar. Je hoeft het bovendien maar eens in de één tot twee weken te vullen en vooral als je 's avonds niet meer weet of je ze al hebt ingenomen, is een blik op het doosje voldoende.

Kortom, allemaal adviezen die kunnen bijdragen aan een optimale compliance, waarbij niet moet worden onderschat dat compliance kennelijk ook te maken heeft met het gevoel bij de patiënt dat de dokter persoonlijk is betrokken. Welwillendheid bij de patiënt door betrokkenheid van de dokter. Met andere woorden, zoals blijkt uit de casus: 'U hebt zo het beste met me voor; ik heb mijn best gedaan.'

Maatregelen ter bevordering van therapietrouw
- Verstrek heldere instructies en maak duidelijke afspraken.
- Regel een stapsgewijs behandelplan en vaste tijden voor controleafspraken.
- Leg te verwachten effecten en bijwerkingen uit.
- Pas adviezen aan bij de dagelijkse routine van de patiënt.

- Betrek partner/huisgenoten bij de uitvoering.
- Houd therapievoorschriften eenvoudig (niet complex, kortdurend, eenmaal daags).
- Vraag actief naar de therapietrouw zonder te beschuldigen.
- Bel, schrijf of ga langs bij niet verschijnen op controleafspraken.
- Verstrek een medicijncassette als hulpmiddel.

Referenties

Bloom, BS. Daily regimen and compliance with treatment, Fewer daily doses and drugs with fewer side effects improve compliance Editorial. Br Med J. 2001;323:647.

Bloom, BS. Direct medical costs of disease and gastrointestinal side effects during treatment for arthritis. Am J Med. 1988;84(suppl 2a):20-4.

Bloom, BS. Continuation of initial antihypertensive medication after 1 year of therapy. Clin Ther. 1998;20:1-11.

Caro JJ, Salas M, Speckman JL, Raggio G, Jackson JD. Persistence with treatment for hypertension in actual practice. Can Med Assoc J. 1999;160:31-7.

Turner BJ, New Schaffer CJ, Zhang D, Hauck WW. Antiretroviral use and pharmacy-based measurement of adherence in postpartum HIV-infected women. Med Care. 2000;38:911-25.

Viller F, Guillemin F, Briancon S, Moum T, Suurmeijer T, van den Heuvel W. Compliance with drug therapy in rheumatoid arthritis: a longitudinal European study. Joint Bone Spine. 2000;67:178-82.

2 Onalledaags?

Over de bijwerkingen van voors en tegens van een operatie

Prof. dr. Dink Legemate

Casus

'Doe mij nou maar die operatie, dokter'
Een 75-jarige man wordt door de neuroloog naar mij, ik ben vaatchirurg, verwezen voor een endarteriëctomie in verband met een stenose van 80% van de origo van de linker arteria carotis interna. Een week geleden kreeg de patiënt opeens spraakstoornissen, een scheve mond en een zwakte van de rechterarm. De spraakstoornissen waren na een paar uur verdwenen, de kracht en het gevoel in de rechterarm en de scheve mond waren binnen twee dagen hersteld. De patiënt is bekend met hypertensie, waarvoor hij een antihypertensivum gebruikt. Het vele roken heeft hij vier jaar geleden gestaakt. Verder is hij in goede conditie en heeft hij een normaal gewicht. Inmiddels is de neuroloog gestart met acetylsalicylzuur, dipyridamol en een statine.
De doorgemaakte beroerte heeft patiënt zeer angstig gemaakt. Hij is dan ook blij dat er wat aan kan worden gedaan. Hoopvol kijkt hij naar mij voor verdere uitleg over de operatie en wanneer deze kan worden gepland. Hij verwacht immers dat door de operatie een volgende beroerte kan worden voorkomen. Voor mij is het een bekend probleem en de operatie heb ik al vaak verricht. Gelukkig is er veel bewijs uit wetenschappelijk onderzoek op dit gebied. De indicatie om operatie te adviseren is wereldwijd algemeen geaccepteerd.
Toch moet ik natuurlijk nu eerst de voor- en nadelen van de operatie met patiënt bespreken. Daar heeft hij recht op en het is ook een verplichting volgens de Wet op de Geneeskundige Behandelingsovereenkomst (WGBO). Deze uitleg heb ik al vaak gegeven. Desondanks worstel ik ook nu weer met het probleem hoe dit het

beste te doen. Leg ik het voldoende simpel uit en spreek ik op een niveau dat de patiënt het ook goed begrijpt? Vroeger stelde ik gewoon direct een operatie voor en was de zaak binnen tien minuten beklonken. De patiënt was tevreden, want de dokter had immers doorgepakt en hij zou nu geen beroerte meer krijgen. Hooguit was er een zeer kleine kans op een ernstige perioperatieve complicatie, maar dat nam hij voor lief in het licht van de angst die hij had doorgemaakt ten tijde van de beroerte.

In de loop der jaren is dit 'alledaagse probleem' voor mij wat betreft de bespreking van de voors en tegens van een operatie een stuk ingewikkelder geworden. Termen als absolute risicoreductie (ARR), *number needed to treat* (NNT) en *number needed to harm* (NNH) zijn begrippen die vroeger nog onbekend waren en die ik dus niet hoefde te gebruiken. Tegenwoordig is dat anders en de hieraan gekoppelde getallen zijn uit diverse trials voor deze interventie goed bekend. Maar hoe leg ik dat uit aan de patiënt? Er zijn zelfs artsen die niet precies snappen wat deze termen inhouden, laat staan de betekenis aan een patiënt kunnen verklaren. Om nog maar niet te spreken over het *number unnecessarily treated* (NUT), een nare 'bijwerking' van de carotischirurgie.

Zo goed mogelijk probeer ik een en ander aan de patiënt duidelijk te maken. Inmiddels gebruik ik geen percentages meer, want de interpretatie van percentages kent een grote variatie bij zowel patiënt als dokter, maar spreek ik over het aantal patiënten per 100 die voordeel of nadeel hebben van de operatie. Ik ben nog steeds niet bij machte eenvoudig uit te leggen dat het overgrote deel helemaal geen voordeel heeft van een operatie en dat als je een complicatie treft, je, bij kansberekening, waarschijnlijk een patiënt bent die eindigt in de groep: geen voordeel, maar wel nadeel.

Ik opereer de patiënt twee weken na zijn lichte beroerte. De operatie verloopt vlot en ongecompliceerd, maar na de operatie steekt hij zijn tong scheef uit en heeft hij moeite om het eten vlot 'weg te werken'. Dit is een gevolg van uitval van de n. hypoglossus. Deze zenuw lag in het operatieterrein, maar heb ik anatomisch wel gespaard. Er is hoogstwaarschijnlijk uitval ten gevolge van neuropraxie, omdat de zenuw bij de operatie achter een haakje werd weggehouden. Meestal herstelt de functie binnen een maand of drie. Ik heb deze complicatie met patiënt wel voor de operatie besproken, hoewel ik me afvroeg of hij zich bij mijn korte uitleg er echt iets bij voor kon stellen. Gelukkig heeft hij begrip voor de situatie en verlaat op de derde dag postoperatief het ziekenhuis, nadat de logopediste hem instructies heeft meegegeven hoe hij het beste kan eten bij deze zenuwuitval. Hij is ons dankbaar voor de operatie en heeft vertrouwen in een goede afloop.

2.1 Vraagstukken over voors en tegens

'Ik worstel met het probleem hoe dit het beste te doen..., Ik ben nog steeds niet bij machte eenvoudig uit te leggen dat..., Hoe leg ik het voldoende simpel uit...?, 'Spreek ik op een niveau dat de patiënt het ook goed begrijpt...?' 'Kan de patiënt zich echt iets voorstellen bij de uitleg over hypoglossusuitval...?'

Allemaal vraagstukken van een chirurg over hoe hij de voors en tegens rondom een operatie aan de patiënt het beste kan vertellen. Ondanks zijn ruime ervaring met het uitvoeren van deze operatie, blijft het uitleggen voor de chirurg een complex probleem, ondanks de resultaten van wetenschappelijk onderzoek en ondanks het feit dat deze operatie wereldwijd als zinvol wordt beschouwd. De vraag is dus waar dit probleem uit voortkomt; het ligt in ieder geval niet aan een gebrek aan kennis, kunde of ervaring bij de chirurg.
De patiënt is gewoon blij dat hij kan worden geholpen en hij gaat er zonder meer vanuit dat door de operatie een volgende beroerte kan worden voorkomen. Dit gegeven beheerst zijn gedachten zozeer, dat je je afvraagt of de patiënt zich het belang om goed geïnformeerd te worden over de voor- en nadelen van de ingreep wel voldoende realiseert.

2.2 Complexiteit informed consent

De complexiteit die in de casus centraal staat, komt ten eerste voort uit het feit dat chirurgen niet voldoende zijn opgeleid om de verschillende uitkomstmogelijkheden van een operatie goed aan een patiënt uit te leggen, zodanig dat de patiënt deze in de juiste verhoudingen ziet. Alleen de algemene gespreksvaardigheden worden getraind, terwijl tegenwoordig de beschikbaarheid van veel wetenschappelijk bewijs met zich meebrengt dat er met de patiënt ook over risico's en kansen moet worden gesproken. Hoe je dit proces van chirurgisch *informed consent* moet doorlopen, wordt je tijdens de opleiding niet geleerd.

Ook is het onvoldoende duidelijk tijdens het proces van preoperatief informed consent wat er wel en niet aan bod moet komen (KNMG,

2004). Duidelijke kaders en randvoorwaarden ontbreken hiervoor. In de Wet op de Geneeskundige Behandelingsovereenkomst (WGBO) staat in artikel 448 dat de arts verplicht is om de patiënt op duidelijke wijze, en desgevraagd schriftelijk, te informeren over het voorgenomen onderzoek of de behandeling. De patiënt moet informatie krijgen, die hij of zij 'redelijkerwijs' nodig heeft, over de aard en het doel van onderzoek of behandeling, de te verwachten gevolgen en risico's en de vooruitzichten met betrekking tot zijn gezondheid in relatie tot het onderzoek of de behandeling. Dit uitgangspunt is duidelijk, maar in de praktijk blijkt het lastig uitvoerbaar. Er is dus nog een gapend gat tussen de wet en de dagelijkse praktijk (Legemate et al., 2010; Leclercq et al., 2010).

Er bestaan sinds 2004 wel een 'Handleiding' en een 'Modelrichtlijn' voor artsen over informatie en toestemming (kader 1).

Kader 1
Regels voor informed consent, opgesteld door Nederlandse organisaties van medische beroepsbeoefenaren en patiënten (KNMG, 2004-2010).
- Bepaal binnen de afdeling met betrekking tot veel voorkomende interventies waarover de patiënt ten minste moet worden geïnformeerd.
- Zorg ervoor dat algemene informatie voor de patiënt makkelijk toegankelijk is (brochure, website, dvd, USB-stick, etcetera) en attendeer de patiënt op deze mogelijkheden.
- Vermijd jargon en sluit zo goed mogelijk aan bij de achtergrond en de belevingswereld van de patiënt.
- Probeer in elk geval bij ingrijpende verrichtingen na te gaan of de kernboodschap is overgekomen; geef zo nodig op een ander moment (een deel) van de informatie opnieuw.
- Benadruk waar nodig en mogelijk dat de patiënt altijd nadere vragen kan stellen en geef aan hoe dat praktisch in zijn werk gaat.

Vaak denken artsen en andere hulpverleners dat informed consent alleen een juridische betekenis en achtergrond heeft. Maar er zijn juist ook andere redenen om een patiënt goed te informeren, namelijk de medische en therapeutische en daarnaast het eventueel afhandelen van sociale en economische belangen. Alleen op basis van goede informatie kan de patiënt een rol spelen in de besluitvorming over het wel

of niet ondergaan van een bepaalde ingreep (shared decision making). Ook versterkt goede informatie de vertrouwensrelatie tussen arts en patiënt.
Het is overigens bekend uit opnamen van spreekkamergesprekken dat er een grote variatie bestaat in hoe chirurgen voorlichting geven aan patiënten (Knops et al., 2010). Dat kan ook gelden voor informatie over een ingreep die te vinden is op internet.

Een ander dilemma dat uit de casus naar voren komt, is het vermoeden bij de patiënt dat hij zich onvoldoende het belang van informed consent beseft. Je merkt aan deze patiënt dat hij duidelijk wordt geleid door zijn emotie over de doorgemaakte beroerte. Hij wil maar één ding: geen beroerte meer krijgen en hij denkt maar aan één ding: door de operatie wordt het risico op een nieuwe beroerte aanzienlijker kleiner. Door die ene grote wens gaan de besproken nadelen waarschijnlijk het ene oor in en het andere oor uit. Hoe weet je als chirurg of je boodschap echt bij de patiënt is aangekomen en dat hij hem ook heeft begrepen? Van invloed is hierbij ook de manier waarop je informatie geeft en hoe deze informatie bij de patiënt aankomt. Hiermee hangt samen dat de meeste artsen beslist onvoldoende zijn getraind om het niveau van 'gezondheidsgeletterdheid' (opleidingsniveau, taalvaardigheid, copingstijl) van de patiënt in te schatten.

Nog een dilemma. Voor nogal wat interventies zijn onvoldoende wetenschappelijke gegevens beschikbaar om de patiënt goed voor te lichten. Bovendien wordt in wetenschappelijke analyses onvoldoende gekeken naar het effect van complicaties in relatie tot de voordelen van de behandeling. Dit is een ernstige tekortkoming. Over carotisoperaties is genoeg informatie uit trials bekend, maar voor bijvoorbeeld electieve aneurysma aortae-operaties is die er beslist onvoldoende. Dat kan het lastig maken om een patiënt goed te informeren over de voors en tegens van de ingreep.
In de loop der jaren zijn nieuwe definities ontstaan, die het begrip wel duidelijker maken: number needed to treat (NNT) en number needed to harm (NNH). Deze termen dekken echter niet het volledige spectrum van de uitkomsten. Zo realiseert men zich vaak onvoldoende het grote aantal patiënten dat onnodig een operatie ondergaat: number unnecessarily treated (NUT) (kader 2). Wel hebben de termen veel beter inzicht en begrip gegeven over de grootte van het behandeleffect en de complicaties. De termen raken inmiddels redelijk ingeburgerd bij artsen en zijn nu standaard in de medische opleiding.

Kader 2
Absolute risicoreductie (*absolute risk reduction*; ARR) en absolute risicotoename (*absolute risk increase*; ARI): het verschil in absoluut risico op een ongewenste uitkomst tussen twee groepen personen (interventie- en controlegroep of blootgestelden en niet-blootgestelden). Bij afname van het risico spreekt men van absolute risicoreductie (ARR) en bij toename van absolute risicotoename (ARI).

Number needed to treat (NNT): met betrekking tot de casus gaat het hier om het aantal patiënten dat moet worden geopereerd om in de toekomst één beroerte extra of meer te voorkomen ten opzichte van niet-operatieve behandeling. De NNT = 1/ARR. Op basis van gegevens uit een *Cochrane review* (Rerkasem et al., 2011) is de ARR 0.14 en de NNT dus 7 (afgerond).

Number needed to harm (NNH): met betrekking tot de casus gaat het hier om het aantal patiënten dat moet worden geopereerd om één complicatie te veroorzaken ten opzichte van niet-operatieve behandeling. De NNH = 1/ARI. Op basis van gegevens uit een *Cochrane review* (Rerkasem et al., 2011) is de ARI 0.07 en de NNH dus 14 (afgerond).

Number unnecessarily treated (NUT): het betreft hier het aantal onnodig aan de halsslagader geopereerde patiënten: als ze niet geopereerd zouden zijn, hadden ze in de toekomst hetzelfde risico gehad op het wel of niet krijgen van een beroerte. NB: deze patiënten lopen door de operatie overigens wel het risico op het krijgen van een perioperatieve complicatie. In figuur 2.1 is te zien dat van de 1000 patiënten er 790 onnodig worden geopereerd.

2.3 Rotsen in de branding van informed consent

Om als chirurg niet bij elke ingreep tegen vragen aan te hikken als 'Hoe leg ik het voldoende simpel uit...?, 'Spreek ik op een niveau dat de patiënt het ook goed begrijpt...?', zijn er oplossingen te bedenken die rotsen in de branding van het informed consent kunnen zijn.

Behalve de training in standaard gespreksvaardigheden, is het wenselijk dat tijdens de opleiding en/of bij nascholing van chirurgen een training chirurgisch informed consent wordt gegeven, waarin dus wordt geleerd op welke manier je de verschillende uitkomstmogelijkheden van een ingreep goed aan een patiënt uitlegt zodanig dat de patiënt deze in de juiste verhoudingen ziet.

Verder moet je ervoor zorgen dat je zeker bent dat de boodschap over de ingreep bij de patiënt aankomt en door hem wordt begrepen door eenvoudiger te communiceren met minder terminologie en met meer afbeeldingen. Dus leren communiceren op het niveau van de patiënt, waarbij de chirurg aandacht heeft voor het verloop van de communicatie. In de casus bijvoorbeeld had een natuurlijke frequentieboom, waarin de belangrijkste uitkomsten over de voor- en nadelen van een carotisoperatie op een eenvoudiger manier staan weergegeven, de uitleg van de chirurg kunnen ondersteunen (Gigerenzer, 2002; Rerkasem et al., 2011).

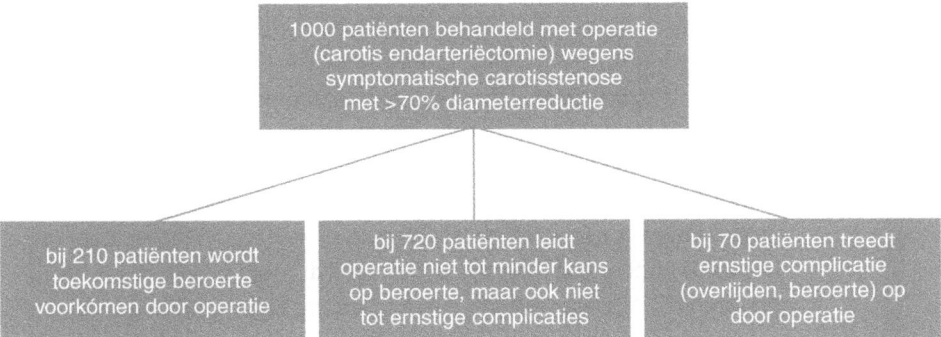

Figuur 2.1 *Natuurlijke frequentieboom (bij benadering) van mogelijke uitkomsten wanneer 1000 patiënten met een symptomatische carotisstenose ≥ 70% zouden worden behandeld met een operatie ten opzichte van de uitkomsten van patiënten die geen operatie ondergaan op basis van gegevens uit een Cochrane review (Rerkasem et al., 2011). Alleen overlijden en beroerte zijn als complicatie meegenomen.*

Ook is het voor een goed informed consent gewenst dat beter wordt bestudeerd wat patiënten wel en niet willen weten over een ingreep. De WGBO heeft wettelijk vastgelegd op welke informatie een patiënt recht heeft, maar daarmee wordt aan de emoties van de patiënt voorbijgegaan. Er dient een balans te worden gezocht in een zekere objectieve zakelijkheid en omgang met emoties bij de patiënt. In de casus komt de complexiteit van een dergelijke balans ook duidelijk naar voren. Zo weten we uit de praktijk bijvoorbeeld ook dat een patiënt met een terminale ziekte nogal eens iedere strohalm grijpt om langer te kunnen leven, waarbij hij vaak – bewust of onbewust – voorbijgaat aan het onnut of de nadelen van de behandeling.

Een andere noodzaak is het maken van standaarden met betrekking tot voorlichting. In medisch centrum A moet dezelfde informatie over ingreep X of behandeling Y aan een patiënt worden gegeven als in ziekenhuis B. Zo wordt een variatie in informatieverstrekking voorkomen, waardoor onduidelijkheid bij de patiënt over de ingreep of behandeling wordt vermeden. Van standaardisatie via bijvoorbeeld voorlichtingsfolders wordt wel gebruikgemaakt, maar het betreft meestal de eenvoudiger en minder risicovolle ingrepen.
Informatie kan ook op een duidelijke manier worden gegeven door gebruik te maken van interactieve computerprogramma's die in samenwerking met patiëntenorganisaties kunnen worden ontwikkeld. Bij chirurgie bestaat het overgrote deel uit kwesties waar je als patiënt over na moet denken, waarbij je moet kiezen tussen X en Y met verschillende kansen en risico's. Door interactieve computerprogramma's over de ingreep te ontwikkelen, kan een patiënt meer inzicht in het ziektebeeld en de behandeling krijgen en komt hij beter beslagen ten ijs tijdens het informed consent-proces en de uiteindelijke besluitvorming. Hiermee kan bij de patiënt tevens het besef van het belang van informed consent worden versterkt.
Natuurlijk moet deze informatie ook niet-digitaal beschikbaar blijven, omdat je niet van iedereen kan eisen dat zij beschikken over een computer of internet of daarmee om kunnen gaan. De interactieve programma's kunnen gelijk een bijdrage leveren aan de gewenste standaardisering.
Kanttekening hierbij is dat het best lastig is om een goed interactief programma of een goede informatiefolder te ontwikkelen als het een moeilijke ingreep betreft. Uitleg geven over een operatie aan de carotis is nu eenmaal vele malen lastiger dan over een liesbreuk.

Wat ons nu te doen staat, is een brug te bouwen tussen **Wet**, **Wetenschap(pelijk onderwijs)** en **Wijze** van communiceren voor een optimaal informed consent-proces samen met de patiënt. En mocht je als niet-snijder dit verhaal je bekend in de oren klinken, dan staat je niets in de weg om deze aanbevelingen over deze drie **W**'s toe te passen in je eigen specialisme of praktijk.

Referenties

Gigerenzer G. Calculated risks: how to know when numbers deceive you. Simon & Schuster, New York (2002); ISBN 0-7432-5423-6.

KNMG, Arcares, GGZ Nederland, LEVV, NPCF. WGBO: Van wet naar praktijk – Deel 2, informatie en toestemming. Utrecht: KNMG; 2004.

Knops AM, Ubbink DT, Legemate DA, de Haes JC, Goossens A. Information communicated with patients in decision making about their abdominal aortic aneurysm. Eur J Vasc Endovasc Surg. 2010;39;708-13.

Leclercq WK, Keulers BJ, Scheltinga MR, Spauwen PH, van der Wilt GJ. A review of surgical informed consent: past, present, and future. A quest to help patients make better decisions. World J Surg. 2010;34:1406-15.

Legemate DA, Legemaate J. Het preoperatief informed consent. Ned Tijdschr Geneeskd. 2010;154:A2492.

Rerkasem K, Rothwell PM. Carotid endarterectomy for symptomatic carotid stenosis. Cochrane Database Syst Rev. 2011;4:CD001081.

Kinderlijk eenvoudig?

3

Over communiceren met patiëntjes en hun internetwijze ouders

Prof. dr. Hugo Heymans

Casus

Internetwijsheid, pindakaas en brusjes
Op mijn spreekuur komt een zwangere moeder die met haar twee zoontjes, Pieter en Max, veelvuldig op onze polikliniek is geweest. Ze begint met: 'Dokter, als mensen bij Pieter en Max in de wieg of in de kinderwagen keken, dan zag je ze schrikken van hun gezichtjes vol eczeem. En tijdens ons verblijf op de camping in Limburg moet Max nu steeds een T-shirt aan met de bedrukking: IK MAG BESLIST GEEN KOEKJE – DAAR WORD IK HEEL ZIEK VAN.
Dit wil ik alsjeblieft geen derde keer meemaken. Daar heb ik alles voor over en ik wil er alles aan doen om dat te voorkomen.'
De moeder, nu in de 24ste zwangerschapsweek, komt voor voedingsadvies tijdens haar nieuwe zwangerschap. Ze heeft het redelijk ingrijpend ziektebeeld van haar twee zoontjes als uiterst zwaar ervaren: 'We werden 's nachts vaak wakker van het gekrab, het was zo'n ellende voor ze. Al die jeuk, al dat schrijnen.' Als het even kon, zou ze graag haar derde kindje allergievrij geboren zien worden en opgroeien. Van kennissen heeft zij vernomen dat strikte dieetmaatregelen gedurende de zwangerschap hierbij van nut zouden kunnen zijn. Sterker nog, op internet heeft ze gelezen dat een dieet allergie en eczeem zelfs zou voorkómen.
Het oudste jongetje, Pieter, nu zes, had op de leeftijd van twee maanden ernstig constitutioneel eczeem ontwikkeld. Dat was ontstaan bij de overgang van borst- op flesvoeding.
Op grond van de poliklinisch uitgevoerde eliminatie- en belastingtest was de waarschijnlijkheidsdiagnose dat de baby allergisch was voor koemelkeiwit, een diagnose die extra werd onder-

bouwd door een positieve RAST voor koemelkeiwit (β-lactoglobuline 3+) en een sterk verhoogd IGE.
Met behulp van dieetmaatregelen, zoals intensief eiwithydrolysaat en een topicale behandeling, bestaande uit cremor macrogolis met hydrocortisonacetaat 1%, afgewisseld met sterk vettende crème, was het constitutioneel eczeem sterk verbeterd. Toen Pieter anderhalf was, bleek hij tolerant voor koemelk en ik heb sindsdien geen eczemateuze en/of atopische klachten meer bij hem gezien.
De tweede zoon, Max, nu tweeënhalf jaar, maakte eveneens een periode van ernstig constitutioneel eczeem door. De klachten waren op de leeftijd van ruim een maand nog tijdens de borstvoeding begonnen en verminderden enigszins op strikte dieetmaatregelen voor de moeder (koemelkeiwit-, kippenei-, noten- en visvrij dieet met zorgvuldig dieetadvies), maar ondanks strikt topicale behandeling, bleef het matig ernstige constitutionele eczeem bestaan. Met behulp van een IGE RAST-test, waarbij specifiek IGE tegen koemelkeiwit, kippenei-eiwit en pinda werd aangetoond, kon ik de diagnose complexe voedselallergie waarschijnlijk maken. Toen Max anderhalf jaar was, vond ik ook aanwijzingen voor inhalatieallergie.
Op het klinisch beeld stelde ik de diagnose astma, waarvoor ik een inhalatietherapie met betamimetica en inhalatiecorticoïden voorschreef.
Momenteel zijn onder dit therapeutische regime de respiratoire klachten goed onder controle, maar speelt het constitutioneel eczeem bij Max nog regelmatig op, waarbij voornamelijk nachtelijke jeuk aanleiding tot een gestoord slaappatroon geeft.
Ik kan er moeilijk achterkomen wat Max zelf vindt van al die ongemakken, medicijnen en zalfjes. Zeker, hij vindt het vervelend en als ik er naar vraag, houdt hij zijn koppie scheef en haalt zijn schoudertjes op en zegt: 'Rot, maar dan eet ik gewoon geen koekies meer dokter.'

3.1 Handelen en helpen

Ouders willen dat er iets gebeurt, dat er wordt gehandeld. Artsen willen helpen. Deze moeder wil dat haar kind zo gezond mogelijk wordt geboren, zonder de allergieën van haar eerste twee jongens en zonder straks het gevreesde T-shirt aan op de camping. Ze denkt, door de informatie van kennissen en internet, dat een dieet dit kan bewerkstelligen. Welke arts wil echter een dieet voorschrijven waarvan niets is bewezen, maar dat in potentie wel schadelijke gevolgen kan hebben? Een onacceptabel dilemma.

En hoe informeer je, naast de ouders, de (vaak heel) jonge patiënt over wat hem te wachten staat aan behandelingen, ingrepen, opnamen en medicatie?

Het zoeken naar een manier om met het kind te communiceren als patiënt is een dilemma. Kinderen met complexe voedselallergie mogen bepaalde voedingsmiddelen niet eten. En dat in onze wereld waar deze voedingsmiddelen voortdurend overvloedig voorhanden zijn en waarvoor ook nog eens veel reclame (speciaal voor kinderen) wordt gemaakt: bijvoorbeeld de vlekkenvla van Paula de koe, het snoepgoed van Haribo en het ontalentvolle voetballertje Pietertje die door het eten van pindakaas topzwemmer is geworden.

Neem dan een pinda-allergie. Een patiëntje met pinda-allergie mag niet in aanraking met pinda's komen en dus ook niet met voedingsmiddelen en lekkernijen waarin pinda's zijn verwerkt. Broertjes en zusjes (brusjes) wel, maar soms is de overgevoeligheid zo hoog, dat er al door het patiëntje wordt gereageerd op pinda's die in de omgeving worden genuttigd. Dus is het volgende dilemma hoe je aan de brusjes uitlegt wat wel mag en wat niet mag en wat de gevolgen zijn voor hun brusje als zij een bammetje met pindakaas eten of pinda's doppen tijdens het kijken naar Te land, ter zee en in de lucht of de BZT-show. De praktijk laat zien dat kinderen dat snel begrijpen, er goed rekening mee kunnen houden en soms makkelijker toegankelijk zijn voor deze problemen dan hun ouders.

Het gaat zelfs zo ver, dat een kind met ernstige pinda-allergie dat benauwd wordt als er in de omgeving pinda's worden gegeten, niet op een school kan blijven waar kinderen in de klas boterhammen met pindakaas eten. Nog een probleem om op te lossen: hoe realiseer je dit? Want wie is er tenslotte niet met pindakaas groot geworden? Ouders vinden vaak dat zo'n kind dan maar van school moet. Want je kunt toch niet al die andere kinderen hun dagelijkse portie pindakaas ontzeggen...?

Kinderen zijn vaak veel makkelijker in staat om de logische keuze te maken: als dat of dat niet goed is, nou ja, dan maar niet.

Ik heb het pindaprobleem een keer aan een klas uitgelegd. Alle kinderen waren het met me eens: als een klasgenootje zo ziek van pinda's kon worden, dan maar wat anders op brood mee naar school. De ouders, dat kostte me echt meer moeite, vonden dat uiteindelijk ook.

Een ander dilemma is de buitenwereld die wat dit betreft moeilijk te sturen is en weerbarstig in de overtreffende trap: 'Ach, één koekje? Dat lijkt me erg overdreven, dat mag zo'n kind toch wel?' Toch zijn er met enige inventiviteit manieren te vinden om met de buitenwereld te communiceren.
Een jongen met het syndroom van Down had zo zijn snoeproute door de woonwijk. Overal kreeg hij wel wat lekkers toegestopt. Hij groeide dicht. Tot zijn ouders hem met een lintje een schrijfblokje om zijn nek hingen met de tekst: 'Dit heb ik al gesnoept vandaag'. De jongen liet trouwhartig al zijn verwenners het schrijfblokje inzien en invullen en kwam weer op normaal gewicht. De buurt had de boodschap begrepen.

Communicatie in de kindergeneeskunde is nu eenmaal vaak met of via ouders, een lastig dilemma. Met hen worden ook de meeste problemen ondervonden. De ouder voelt zich verantwoordelijk, is daarom gedreven zoekend naar oplossingen en tegenwoordig, vaak geholpen door de elektronische snelweg, overladen met informatie waarin hij kaf uiterst moeilijk van koren kan scheiden. In deze verwarring probeert de dokter hem te adviseren. Soms heeft de ouder informatie verworven die de dokter nog niet kent ('Maar dokter, op dokterdokter.nl heb ik gelezen...'), of als totaal irrelevant beschouwt ('Maar mijn tante vertelde... en de buurman zei...').

In deze casus blijkt het medische standpunt nog niet te zijn uitgekristalliseerd, er zijn te veel onzekerheden. Op welke grond baseert de dokter zijn oordeel? Het is aan hem om dilemma's zo bespreekbaar en inzichtelijk te maken dat ouders de keuze van de dokter kunnen volgen en zichzelf mededenker en medebeslisser kunnen voelen en aldus nauw betrokken zijn bij de uiteindelijke afweging. Voor een peuter is dat onhaalbaar.

Als gezegd, de moeder had van kennissen gehoord dat als zij tijdens haar zwangerschap een dieet zou volgen, haar derde kindje mogelijk geen of minder last van eczeem zou hebben. Ouders zijn tegenwoordig ook goed in staat om vooral via internet ideeën op te doen. Dan gaan de alternatieve circuits natuurlijk een rol spelen, op de achtergrond en vaak prominent. Voor iedere arts levert dat dilemma's op. Er zijn ongelooflijk veel artikelen waarin veel wordt beweerd, maar waar geen of nauwelijks bewijs wordt geleverd voor de in de verhalen aanbevolen methoden ter preventie van, in dit geval, constitutioneel eczeem. Om daar prospectieve, gerandomiseerde, gecontroleerde dubbelblinde studies naar te doen, is uiterst moeilijk en bijvoorbeeld voor onderzoeken naar het effect van borstvoeding ook ethisch onuitvoerbaar.

Er zijn wel analyses van op preventie gerichte studies. Die laten jammer genoeg weinig echte klinisch relevante effecten zien: een dieet gedurende de zwangerschap, een eliminatiedieet onder lactatie en probiotica in de laatste fase van de zwangerschap gedurende de eerste zes maanden, hebben geen bewezen preventief effect op de ontwikkeling van atopie.
Er zijn natuurlijk altijd studies te vinden die bij een van de genoemde interventies effect suggereren, soms gepubliceerd in toptijdschriften en geschreven door toponderzoekers.
Ook de kranten staan vol met verhalen over dit onderwerp. De pers laat velen aan het woord die met een beschuldigende vinger naar vaccinaties wijzen, naar de bio-industrie, naar de luchtverontreiniging, naar kleur- en smaakstoffen in voedsel, noem maar op.
Al die wijze dokters zouden volgens de schrijvers het allemaal zelf maar eens aan den lijve moeten ondervinden, dan zouden ze wel anders piepen...

De meta-analyses laten tot nu toe slechts zien dat er voldoende aanwijzingen zijn dat langdurige borstvoeding een preventief effect op atopie sorteert, tezamen met het pas na vier tot zes maanden introduceren van bijvoeding of vaster voedsel. Niet roken tijdens de zwangerschap en daarna nooit in de omgeving van een kind, komt de gezondheid van het kind zeer ten goede. Hetzelfde geldt voor alcohol en andere drugs.

In tabel 3.1 staat een overzicht van alle internationale adviezen met betrekking tot preventie, wat nog eens benadrukt hoe complex een advies op grond van recente literatuur blijkt te zijn.

Tabel 3.1 Internationaal voedingsadvies voor zuigelingen	
tot 6 maanden uitsluitend borstvoeding (alle zuigelingen)	Australië, Tsjechië, Denemarken, Griekenland, IJsland, Ierland, Italië, Litouwen, Zuid-Afrika, Verenigd Koninkrijk
partieel gehydroliseerde babyvoeding (hoogrisicozuigelingen)	Australië*, Tsjechië, Frankrijk, Duitsland*, Litouwen, Nederland, Polen*, Rusland*, Verenigde Staten van Amerika*
sterk-gehydroliseerde babyvoeding (hoogrisicozuigelingen)	Australië*, Denemarken, Duitsland*, Ierland, Italië, Polen*, Rusland*, Spanje, Verenigde Staten van Amerika *
introductie van vast voedsel op de leeftijd van 6 maanden (alle zuigelingen)	Australië, Tsjechië, Denemarken, IJsland, Ierland, Litouwen, Nederland, Zuid-Afrika, Verenigd Koninkrijk
introductie van vast voedsel op de leeftijd van 4-6 maanden (alle zuigelingen)	Oostenrijk, Frankrijk, Duitsland, Griekenland, Italië, Polen, Rusland (3 maanden), Spanje, Verenigde Staten van Amerika
uitgestelde introductie van allergeen voedsel (hoogrisicozuigelingen**)	Australië***, Tsjechië, Frankrijk, Duitsland***, Griekenland, Litouwen, Polen, Rusland, Verenigd Koninkrijk (alleen pinda's)
zorgvuldige begeleiding van de volgorde waarin voedsel wordt geïntroduceerd (alle zuigelingen)	Australië, Oostenrijk, Tsjechië, Denemarken, Frankrijk, Griekenland, IJsland, Polen, Rusland, Zuid-Afrika, Spanje

* In deze landen is de mate van hydrolisatie niet nader gespecificeerd.
** In sommige landen geldt dit advies voor alle zuigelingen.
*** Recentelijk herzien; overkoepelende organen bevelen uitgestelde introductie van allergene voeding voor hoogrisicozuigelingen niet langer aan.
Bron: Allergy 2009; 64: 1407-16

3.2 Eenvoudige oplossing?

Ter herinnering onze communicatie en voorbereiding uit de jaren zestig van de vorige eeuw. Er werd toen gedacht dat de voorbereiding van een kind op een ingreep angst bij het kind zou veroorzaken en dit beter achterwege kon blijven. Dan begrijp je waarom iedere 50- of 60-jarige zich nog feilloos herinnert hoe hij destijds van zijn amandelen is ontdaan door de kno-arts.
Vandaag de dag zijn het de pedagogisch medewerksters die kinderen begeleiden op hun niveau en ze voorbereiden op onderzoek en ingrepen. Voor veel voorkomende ingrepen of onderzoeken zijn interactieve programma's gemaakt die zo op de verschillende leeftijdsgroepen zijn afgestemd dat praktisch elk kind weet wat hij/zij kan verwachten.

En tegenwoordig worden kinderartsen gedurende hun opleiding al getraind om met de patiënt afgestemd op zijn leeftijd en ontwikkelingsniveau te communiceren. In het Emma Kinderziekenhuis is zelfs een informatieafdeling opgezet, de Emma Infotheek, die erop is gericht om kinderen en ouders goed geselecteerde informatie over de ziekte te geven en ze te leren veilig door het internet te laten scrollen. Dit zou in elk kinderziekenhuis of -behandelcentrum een vast onderdeel van de organisatie moeten zijn.

Ook zijn er voor kinderen specifieke programma's ontwikkeld die kunnen worden aangewend om bijvoorbeeld een spreekbeurt voor leeftijdsgenoten te houden, waarmee het kind niet alleen begrip voor zijn medische problemen creëert, maar tegelijkertijd ook zelf extra kennis over zijn ziekte kan krijgen. Elke arts zou idealiter van het bestaan van deze specifieke programma's voor kinderen op de hoogte moeten zijn.

Voor wat betreft het geven van een goed op bewijs gebaseerd advies hebben vele medische beroepsgroepen en verenigingen in landelijk en Europees verband de afgelopen jaren geprobeerd op bewijs gebaseerde richtlijnen te formuleren, richtlijnen die de huidige wetenschappelijke inzichten verwoorden. De implementatie van deze richtlijnen, die overigens regelmatig moeten worden herzien, levert problemen op.

Hoe moet de diagnose van koemelkeiwitallergie worden gesteld? Alleen met dubbelblinde, placebogecontroleerde koemelkprovocatie? Ook bij een zuigeling die nog nooit iets anders dan op koemelk gebaseerde flesvoeding heeft gehad?

Wat is de plaats van bloedonderzoek? Van huidtests? Van diagnostische tests op grond waarvan het effect van preventie uiteindelijk moet worden vastgesteld?

En zouden we dat in Europa realiseren, hoe gaan we dan om met de richtlijnen uit de Verenigde Staten, richtlijnen die soms diametraal tegenover die van Europa staan?

De basis voor een goed op bewijs gebaseerd advies zal liggen in een zeer goed opgezet epidemiologisch verantwoord *multicentre* onderzoek dat zorgvuldig en supernauwgezet wordt uitgevoerd. Er is een aantal van deze prospectieve studies onderweg. Vervolgens zal op grond daarvan een implementatiestrategie moeten worden ontwikkeld waardoor een brede populatie van betrokkenen zo kan worden ingelicht dat daarmee het dilemma in grootte kan worden teruggebracht.

Ik vind het altijd weer een wonder dat mensenkinderen in de eerste levensfase met zoveel nieuwe voedingsantigenen en tal van infectieuze en niet-infectieuze agentia in contact komen via hun maag-darmkanaal en dat dit allemaal meestal gewoon goed gaat. Dat een pril lichaam de goede zaken in voedingsstoffen, de bouwstoffen, doorlaat en de slechte buiten weet te houden, dat is heel bijzonder.

De moeder van Pieter en Max heb ik niets kunnen beloven en met goede raad naar huis gestuurd: niet (mee)roken, geen alcohol, oppassen met medicijnen, gezond eten, niet snacken en op tijd naar bed.

Referenties

Brand PL, Vlieg- Boerstra BJ, Dubios AE. Dietary prevention of allergic disease in children: are current recommendations really based on good evidence? Pediatr Allergy Immunol 2007;18:475-9.

Filipiak B, Zutavern A, Koletzko S, von Berg A, Brockow I, Grubel A, Budel D, Reinhardt D, Bauer CP, Wichmann HE, Heinrich H, GINI-Group. Solid food introduction in relation to eczema: results from a four-year prospective birthcohort study. J Pediatr 2007;151:352-8.

Kalliomaki M, Salminen S, Arvilommi H, Kero P, Kosinen P, Isolauri E. Probiotics in primary prevention of atopic disease: a randomized placebo controlled trial. Lancet 2001;357:1076-9.

Kalliomaki M, Salminen S, Poussa T, Arvilommi H, Isolauri E. Probiotics and prevention of atopic disease: 4-year follow-up of a randomized placebo controlled trial. Lancet 2003;361:1869-71.

Kopp MV, Hennemuth I, Heinzmann A, Urbanek R. Randomized,double-blind, placebo-controlled trial of probiotics for primary prevention: no clinical effect of Lactobacillus GG supplementation. Pediatrics 2008;121:e850-6.

Overlevingsdrang

Het vaste geloof in onbewezen wonderbehandelingen

4

Prof. dr. Rien Vermeulen

Casus

Nog maar drie maanden te leven met een hersentumor
De heer Arendze is een 43-jarige man bij wie de diagnose glioblastoom werd gesteld. Hij werd behandeld met bestraling en chemotherapie. De prognose zou ongunstig zijn, hij zou nog maar drie maanden te leven hebben. Op internet las hij over een Nederlandse patiënt die ook nog maar drie maanden te leven had, maar na behandeling in een Duits centrum na een halfjaar nog steeds in prima conditie was.
Hij wil ook naar dat centrum, maar zijn zorgverzekeraar weigert de behandeling, die ongeveer 30.000 euro gaat kosten, te vergoeden. Zijn huisarts heeft hem uitgelegd dat zorgverzekeraars behandelingen waarvan de werkzaamheid niet is aangetoond, om die reden niet vergoeden.
De heer Arendze en zijn vrouw begrijpen daar niets van, want op het net hebben zij nog meer patiënten gevonden die na behandeling in het Duitse centrum langer leven dan was voorspeld. Voor hen is duidelijk dat de behandeling in Duitsland werkt en ook dat 'ze in Duitsland verder zijn'. Zij vinden het een schande dat de behandeling niet wordt vergoed en dat terwijl zij altijd keurig hun premies hebben betaald. Zij hopen dat Geert Wilders er wat aan gaat doen.
Zijn huisarts heeft mij gevraagd eens met haar patiënt te praten. Misschien helpt het, dacht zij, als een professor uitlegt dat die behandeling in Duitsland alleen maar geld kost en geen genezing brengt. Als ik de patiënt en zijn vrouw op mijn spreekuur zie, wordt mij snel duidelijk wat zij van mij verwachten: zij willen een

> verklaring waardoor de verzekeraar de behandeling in Duitsland alsnog gaat betalen.
> Ik probeer de heer Arendze uit te leggen dat hij wel 50% kans heeft om langer dan drie maanden te leven. Hij gelooft me niet. Hij heeft toch duidelijk gehoord dat hij nog maar drie maanden te leven heeft, niet meer. Punt. Zijn vrouw knikt heftig en kijkt mij verontwaardigd aan.
> 'De dokter die u heeft geopereerd, bedoelde dat patiënten als u gemiddeld drie maanden leven, wat betekent dat de helft van mensen zoals u langer leeft, sommigen zelfs heel lang.'

Rechts-scheve verdelingen
Overlevingen na de diagnose glioblastoom hebben een rechts-scheve verdeling (zie figuur 4.1). Er is een beperking links op de x-as met de waarde nul, omdat deze patiënten niet kunnen doodgaan door een glioblastoom als de diagnose glioblastoom niet is gesteld. Rechts op de x-as is de variatie groot onder meer door verschillen in het DNA die samenhangen met overleving bij tumoren. Als daar meer over bekend wordt, kunnen we nauwkeuriger voorspellingen doen dan nu het geval is.

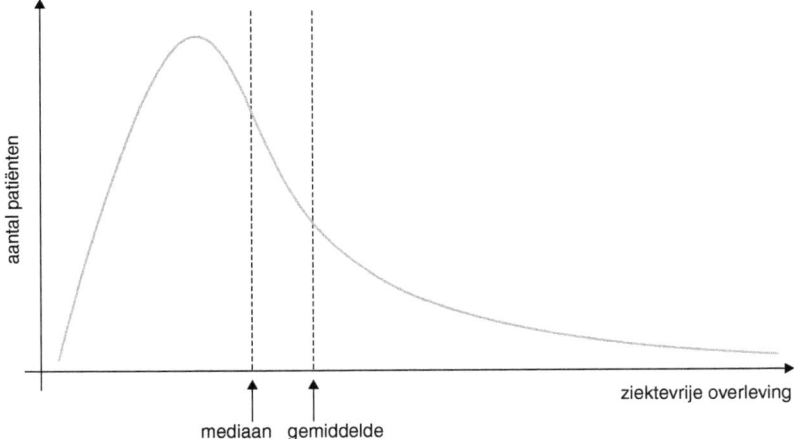

Figuur 4.1 Rechts-scheve verdeling van de frequentie van ziektevrije overleving: aangegeven zijn de plaats van de mediaan, dat is de middelste van alle waarnemingen, en van het gemiddelde.

'Dokter, ik heb nog drie maanden, dat is ons verteld en na behandeling in Duitsland leef je langer.'
'Ja, dat denkt u. Maar dat is niet zo. Patiënten in Duitsland leven na behandeling niet langer dan patiënten die in Nederland worden behandeld,' probeer ik.
'Wat krijgen we nou', roept de heer Arendze uit. 'Al die patiënten op het net zijn gek? Die patiënten schrijven nog maar een paar maanden te hebben volgens Nederlandse dokters, maar na die behandeling in Duitsland leven ze nog steeds. En dan zegt u dat het niet waar is?'
'Ja', zeg ik, ' het is niet waar.'
'En waarom betalen die mensen dan 30.000 euro voor een behandeling, terwijl zij net zo goed hier kunnen blijven? Die mensen zijn toch niet gek, ze geven toch geen duizenden euro's uit voor een behandeling die niets doet?'
'Nee, niet gek, maar wel verkeerd voorgelicht.'
'Verkeerde voorlichting? Wat krijgen we nou weer, verkeerde voorlichting? Kom Ans we gaan. Ik heb het hier wel gehad.'
'Meneer Arendze, u hebt een rotziekte, ik zou het erg vinden als u ook nog 30.000 euro uit de zak wordt geklopt.'
'O ja? Je begrijpt er helemaal niets van, ik heb geen 30.000 euro.'
Ze lopen woedend mijn kamer uit. 'Hou je nou rustig,' zegt zij tegen haar man, 'anders krijg je weer zo'n epilepsieaanval.'
'Wat een land is dit geworden,' hoor ik hem nog zeggen.

Ik loop naar de koffiekamer om te kalmeren. De assistente komt naar me toe en zegt dat de volgende patiënt er al is. Ze heeft niet veel tijd en wil graag zo snel mogelijk worden geholpen. Ik loop terug naar mijn spreekkamer. Patiënte heeft klachten van tintelingen in de hand passend bij een carpaletunnelsyndroom, maar het emg is normaal. De vraag van een collega is of ik vind dat zij toch moet worden geopereerd zonder elektrofysiologische bevestiging. Ik vraag haar waar de tintelingen precies worden gevoeld.

4.1   Geloof in wonderbehandelingen

Het is mij niet gelukt de heer Arendze ervan te overtuigen dat geen mens hetzelfde is en dat iedere ziekte bij elk mens anders verloopt. Dat een arts daarom meestal uitgaat van gemiddelden, maar dat die gemiddelden absoluut geen zekerheid bieden.

Ik had beter moeten inschatten hoe de heer Arendze de informatie van zijn huisarts en van internet interpreteerde en begreep. Het probleem is dat er altijd patiënten zijn die door internet of een patiëntenvereniging zijn geïnformeerd en deze informatie als onweerlegbaar beschouwen en er vaak een hogere status aan geven dan de informatie van de behandelend artsen. Empathie kan daar misschien verandering in brengen.

We zien dat het vaste geloof in allesbelovende wonderbehandelingen niet alleen bij patiënten met tumoren voorkomt, maar ook bijvoorbeeld bij patiënten voorkomt die menen aan de ziekte van Lyme te lijden op grond van uitslagen van een commercieel laboratorium dat niet-gevalideerde tests verricht. Er is bij sommige mensen een groot wantrouwen tegen autoriteiten die in hun ogen van hun voetstuk zijn gevallen. Bankdirecteuren zijn graaiers, ministers en burgemeesters zijn pure leugenaars en geestelijken rommelen aan je kinderen. En als je een hersentumor hebt, zijn Nederlandse dokters niet eens meer bereid je te behandelen.

4.2 Dendritische cellen

Terug naar de glioblastomen. De behandeling in Duitsland bestaat uit infusie van zogenoemde dendritische cellen en hyperthermie. De ontwikkeling rond dendritische cellen is spannend, maar heeft nog geen toepassing gevonden. Goede klinische studies zijn nog niet gedaan. De wijze van toediening in Duitsland maakt het niet waarschijnlijk dat deze behandeling werkt bij hersentumoren. Het zou kunnen dat een behandeling waarvan wij de werking niet geheel begrijpen, toch effectief is. Als patiënten met een glioblastoom zijn behandeld met deze therapie en zeer vaak langer zouden blijven leven dan verwacht, moeten we onmiddellijk bij patiënten nagaan of wij dat resultaat kunnen reproduceren. Als de verschillen in overleving niet geheel overtuigend zijn, wat meestal het geval is, zal een *randomized clinical trial* het antwoord over de effectiviteit moeten geven.
Nieuwe behandelingen behoren, zoals in Duitsland, niet buiten studieverband te worden uitgevoerd. Er zijn geen aanwijzingen dat de dendritische celtherapie in het Duitse centrum opmerkelijke resultaten heeft. De patiënten uit de rechterzijde van figuur 4.1 vertellen hun verhalen op het internet, de anderen niet.
In Duitsland kunnen nieuwe behandelingen worden toegepast als de behandeling correct wordt uitgevoerd. Infusie van medicamenten of cellen moet veilig gebeuren. Als aan de voorwaarden van veiligheid is

voldaan, kan de behandeling worden aangeboden. Of de behandeling ook werkt, doet er niet toe, mits de procedure maar volgens de regels wordt toegepast. Zelfs bijwerkingen worden niet bestudeerd.
Dit nu lijkt op de zogenoemde normalisatieprocedures. In Nederland vragen acupuncturisten en chiropractors een normalisatie-procedure aan bij het Nederlands Centrum voor Normalisatie. De taak van dit centrum is de procedure te beschrijven. Als acupuncturisten en chiropractors zich houden aan de opgestelde protocollen, zijn zij gecertificeerd. Dat mogen ze dan achter hun naam vermelden. In die procedure wordt, net als in Duitsland, **niet** gekeken naar de effectiviteit van de behandelingen. Dit nu is voor patiënten uiterst verwarrend.

4.3 Gemiddelde waarden van overleving

Patiënten die te horen hebben gekregen dat zij lijden aan een glioblastoom, willen weten hoe lang zij nog te leven hebben. Meestal zoeken zij dat op. Natuurlijk vinden ze op internet gemiddelde of mediane waarden van overleving. Ook artsen geven deze waarden om aan te geven hoe het beloop gemiddeld zal zijn, soms aangepast aan de duur van de ziekte zoals bij meneer Arendze. Die gemiddelde waarden gaan een eigen leven leiden. De gemiddelde waarde wordt gezien als een bestaand getal, niet als een abstractie met alle bijpassende onzekerheid. Allerlei biologische fenomenen worden gekenmerkt door variabiliteit, het ziektebeloop is geen uitzondering. Het beloop van een ziekte is onzeker en kent een grote variabiliteit. Hierop moet in het gesprek met de patiënt de nadruk liggen. Als het variabele beloop is uitgelegd, wordt het patiënten duidelijk dat de lange overlevingen, die zij op internet vinden na bijzondere therapieën, ook voorkomen zónder die therapie.
Ook artsen blijken niet altijd op de hoogte te zijn van de variabiliteit van biologische fenomenen. Daardoor en daarom schrijven zij uitschieters in de rechts-scheve verdeling toe aan hun handelen. Waarschijnlijk zijn de artsen in de Duitse centra daarvan een voorbeeld.

4.4 Alleen bewezen therapieën

Meer empathie, herkennen van deze gevoelens en deze delen? Ik geloof niet dat dit bij alle mensen helpt. Patiënten kunnen niet beoordelen of een therapie wel of niet werkzaam is, zij kunnen niet beoordelen of zij wel of niet chronische lyme hebben – als dat al bestaat. De enige en juiste oplossing is alleen bewezen effectieve therapieën aan te bie-

den en alleen erkende laboratoriumtests te laten uitvoeren en dat in heel Europa.
Over kansen en risico's valt met veel patiënten gelukkig goed te spreken en tot mijn verbazing is mij gebleken dat het opleidingsniveau van de patiënt nauwelijks een rol speelt bij het wel of niet slagen van de uitleg. Het is waar dat empathie bij het uitleggen belangrijk is, maar ook onze waarschuwing over het gebruik van abstracte begrippen als 'het gemiddelde' of 'de mediaan'.

> Bij het bepreken van de prognose beschouwen artsen de gemiddelde, mediane of modale overleving vaak als vaststaande entiteiten.
> Miskenning van de grote variatie in overleving en het rechts-scheve karakter van de overlevingsverdeling kan leiden tot misverstanden bij patiënten en behandelaars.
> Bij voorlichting over het te verwachten ziektebeloop moet de nadruk liggen op de variabiliteit ervan.
> Men moet het geven van de informatie over de prognose niet vermijden, maar in zo eenvoudig mogelijke woorden uitleggen wat een rechts-scheve verdeling betekent.
>
> Op de rechts-scheve verdeling verscheen een commentaar van twee oncologen (Walenkamp et al., 2009). Zij stellen dat de internist-oncoloog heeft geleerd om duidelijk te vertellen of er een kans op curatie bestaat. Vervolgens moet hoop worden gegeven. Volgens hen ligt de uitdaging van de arts niet zozeer in de specifieke antwoorden en uitleg over de statistiek, maar in de inschatting van wat de patiënt wel en niet wil weten en hoe de patiënt de informatie zo goed mogelijk kan interpreteren en begrijpen. De bejegening, het herkennen van de onzekerheid en het delen van deze gevoelens met de patiënt, samengevat in de term 'empathie', is essentieel voor optimale kwaliteit van de zorg voor een dokter, volgens deze oncologen.

Hoe is het de heer Arendze vergaan? Samen met zijn vrouw was hij zeer actief in een voetbalvereniging. Zij deden de kantine en vielen in waar nodig. Als een scheidsrechter niet kwam opdagen, stond Arendze op het veld en als er weer eens niet genoeg ouders bereid waren hun kinderen naar een uitwedstrijd te rijden, deed zijn vrouw dat wel even. Had een van de spelers de scheidsrechter uitgemaakt voor 'kutkankerlijer' dan wist Arendze de scheidsrechter met een kopje koffie zo ver te krijgen dat hij niets op het wedstrijdformulier schreef. De voorzitter van de vereniging maakte bekend dat Nederlandse artsen niet bereid waren hem te helpen, dat behandeling in Duitsland wel mogelijk was, maar 30.000 euro kostte. Binnen drie dagen was het geld bij elkaar. Een maand na de behandeling ging de heer Arendze snel achteruit. Er is nog overwogen operatief de tumor te verkleinen, maar er was geen houden aan. Het beloop was ongeveer gemiddeld.

Referenties

Vermeulen M, Van Gool WA. Uitzonderlijk lange overleving. Ned Tijdschr Geneeskd 2009;153:B104.
Walenkamp A, Verheul HMW. Reactie 09/03/2009 NTvG.

5 Beraden over twee kwaden

Onzekere prognostiek als leidraad

Drs. Bert Keizer

Casus

Janneke A.
Janneke A. is 85 jaar, dement en diabetespatiënte, maar nog redelijk ter been. Ze scharrelt graag rond, stofdoekje in haar hand, waarbij ze alle glimmende oppervlakken poetst. Medebewoonster Maria H. kan niet tegen dit gescharrel en scheldt haar uit: 'Jij bent scheef geboren, en jij gaat scheef dood.'
Janneke zit net even uit te rusten na gedane arbeid, maar staat nu woedend op, zet een stap, struikelt door deze haastige en onbeheerste beweging, valt en breekt een heup. De arts laat haar opnemen, want als zij door een heupoperatie kan blijven lopen, dan kan zij, zoals uit andere gevallen blijkt, haar mobiliteit en daarmee haar kwaliteit van leven behouden.
Janneke wordt geopereerd, maar komt helaas een week later delirant terug op de afdeling. Het gaat om een hardnekkig delier, waar we haar niet uit weten te krijgen. Het is het niet-zeldzame gevolg van de vele traumatiserende aspecten volgend op een heupfractuur. De pijn, de angst, de ambulancerit, de chaos van de Spoedeisende Hulp, de narcose, de weefselschade door operatie, de vreemde omgeving waarin ze bijkomt, enzovoort.
Na terugkeer is er geen sprake van revalidatie. Als ze uit bed komt, zit ze onverstaanbaar te brabbelen in haar stoel. Ze is onrustig, soms angstig, herkent haar kinderen slechts bij vlagen, eten en drinken lukt nauwelijks. Na twee maanden overlijdt ze. De laatste weken waren erg onaangenaam voor haar, en ook voor haar kinderen.

> **Casus**
>
> Bettie B.
> Bettie B. is 87 jaar oud. Ze is dement en slecht ter been. Zo slecht dat ze eigenlijk niet kan lopen en nauwelijks kan blijven staan. Uitgerekend op haar allereerste dag in het verpleeghuis valt ze en breekt een heup. De arts vindt opnemen en opereren een heilloze route. Dat zal te belastend voor de oude dame zijn. 'We zorgen wel dat ze geen pijn heeft,' zegt hij in het overleg met de familie. Hij gaat ervan uit dat de nu volgende gedwongen bedrust, met pijnstilling, eventueel sedatie en onvoldoende orale intake bij deze hoogbejaarde vrouw betrekkelijk snel tot een milde dood zullen leiden.
> Ruim drie jaar later leeft Bettie nog steeds. Ze is een, overigens niet schrijnend ongelukkige, bed-stoelpatiënte geworden.

5.1 Behandelen of niet behandelen?

Oudere artsen zijn eerder geneigd dan hun jongere collega's om in te zien dat je in de geneeskunde dikwijls moet kiezen tussen twee kwaden: behandelen of niet behandelen. Jonge artsen geloven niet dat het om twee kwaden gaat. Zij zijn immers opgeleid om het goede te kiezen, en dat is: behandelen. Maar de uitkomst van behandelen is soms erg onzeker en in nogal wat gevallen tegenovergesteld aan de verwachtingen. Het is nooit onderzocht, maar ik durf de stelling wel aan dat oudere artsen veel meer dilemma's tegenkomen dan jongere in vergelijkbare situaties.

Medisch-technisch gesproken is de operatieve correctie van een collumfractuur een routinematige procedure. Maar het herstel van de anatomische integriteit van de dijbeenhals is soms slechts een nietige gebeurtenis in de marge van heel andere processen die het verouderende lichaam beïnvloeden. Het oude medische gezegde dat de mens het leven binnenkomt door de arcus pubis en dikwijls weer verlaat via het collum femoris is nog altijd van toepassing, zelfs als er zojuist een stabiliserende schroef in de dijbeenhals is gemonteerd.

Ter illustratie de gebeurtenissen rond de dijbeenhals van twee hoogbejaarde demente vrouwen.

5.2 Keuzes maken in een rampgebied

De prognose in deze twee situaties is onzeker. Dat maakt het lastig om een beslissing te nemen. Communicatie met demente patiënten is meestal goed mogelijk tot op zekere hoogte. Dat gold ook voor deze twee vrouwen, die wel wisten of ze één of twee schepjes suiker wilden of mee wilden met een rondvaart, maar met wie het niet mogelijk was dit behandeldilemma op zinvolle wijze te verkennen. Het gesprek over het te volgen beleid wordt dus gevoerd met de familie.
Het is naar mijn mening onjuist om in zo'n situatie tegen de betrokkenen te zeggen: u mag het zeggen. De arts moet het voortouw nemen in zo'n crisissituatie. Je bevindt je samen met de patiënt en zijn familie in een rampgebied, waar jij als professional een aantal routes kent. Die schets je zo goed mogelijk. Ik denk niet dat het mogelijk is om een dergelijke routebeschrijving geheel neutraal te presenteren. Ik geloof ook niet dat dit nodig is. Er is nu eenmaal geen solide prognostiek voorhanden die gebaseerd is op wetenschappelijk onderzoek.
Dit zogenoemde *shared decision making* is een niet altijd even doorzichtige procedure. Want wat de arts denkt over de te volgen route binnen het rampgebied, wordt door veel zaken bepaald die niet zozeer met gefundeerde prognostiek te maken hebben. En wat de kinderen over de route denken? Relaties tussen ouders en kinderen zijn een notoir mijnenveld en denk nou niet dat kinderen hun jeugd van 60 jaar terug niet bij zich hebben als ze moeten beslissen over het wel en wee van hun dementerende vader of moeder.
Bij wijze van vooruitblik op dergelijke dilemma's kreeg een collega van zijn dochter een prachtige mok met als opschrift: *be nice to your kids, they'll choose your nursing home.*

5.3 De gevolgen

Er bestaat wel zoiets als een vuistregel over het te volgen beleid bij een collumfractuur: als de patiënt mobiel was ten tijde van de fractuur, dan mag je er op hopen dat een ingreep deze uitgangsmobiliteit gaat herstellen. Als zo vaak in de geriatrie, moet je kiezen tussen twee uitermate onaantrekkelijke risico's: het risico op uitdoven in totale verwardheid of het risico op verder leven, gekluisterd aan stoel en bed. Klinische ervaring helpt wel bij zo'n dilemma. Je weet dat het opereren van een gebroken heup bij een demente 80-plusser zelden een uitkomst heeft die fantastisch is. En niet opereren eveneens.
Als specialist ouderengeneeskunde is het daarbij je beroepseer dat je dit dilemma in het verpleeghuis oplost. Dat wil zeggen dat je het di-

lemma niet doorplaatst naar de Spoedeisende Hulp van een ziekenhuis in de hoop dat men daar het gesprek gaat voeren waar jij om wat voor reden dan ook niet aan begon. De Spoedeisende Hulp is de beroerdste plek voor dit soort dilemma's.

Het besluit om een patiënt niet in te sturen, dus om niet te opereren, betekent wel dat je de moed moet hebben om een patiënt in kritieke toestand bij je te houden, een toestand die in de dood kan eindigen. Dit is niet iets waarvoor aandacht bestaat tijdens de medische opleiding. Een arts zal zich deze vaardigheid (en het gaat echt om een vaardigheid) zelf eigen moeten maken. In het verpleeghuis bestaat daar tijd en aandacht voor. In de eerste lijn lijkt het eerder een kwestie van persoonsgebonden wijsheid, die de een wel, de ander een beetje, en een derde helemaal nooit oppikt.

Dit maken van een belangrijke keuze met ernstige gevolgen in een situatie waarover vooralsnog geen eenduidige onderzoeksgegevens bestaan, vereist een bijzondere wijze van manoeuvreren.

Het gaat daarbij om een handelwijze die gebaseerd is op het besef dat welzijn niet hetzelfde is als het koste wat kost herstellen van elke anatomische schade.

Het tegendeel van het streven naar herstel, abstineren, is niet hetzelfde als de boel maar laten gaan. Bij het onderhavige dilemma is abstineren veel arbeidsintensiever dan behandelen. Allereerst kost het nogal wat tijd om de risico's te wegen en de betrekkelijke onvoorspelbaarheid van een gekozen route aan de familie uit te leggen. Vervolgens is het aan de arts en de verzorgenden om die route begaanbaar te maken door hun voortdurende steun in de vorm van symptoomverlichting voor de patiënt en persoonlijke begeleiding van de familie. Zo ontstaat geleidelijk die belangrijke indruk van 'goede zorg' waarmee iedereen zijn dierbaren omringd zou willen zien, juist in de hulpeloosheid van dementie.

Deze grondhouding van 'ondersteuning, kan niet schelen wat er verder gebeurt' is iets dat nog altijd voorhanden is in het hedendaagse verpleeghuis. Het is een grondhouding die veelal duurt tot even voorbij het levenseinde als familie en verzorgenden tijdens de begrafenis of crematie afscheid van elkaar nemen.

5.4 Toekomst

Het ligt in de verwachting dat onderzoek zal leiden tot beter gefundeerde keuzes in de toekomst. Maar één aspect van ouderengeneeskunde zal niet door onderzoek kunnen worden tenietgedaan. Naarmate de afstand tot het levenseinde afneemt, zal de kans op een goed resultaat van anatomische interventies in het menselichaam eveneens verminderen. Onze op zelfreplicerende macromoleculen gebaseerde levensvorm eist nu eenmaal dat er wordt gestorven. Welke prijs een mens wil betalen om het inlossen van die ene onvermijdelijke schuld uit te stellen, zal nooit zonder lastige dilemma's kunnen worden vastgesteld.

- In de geneeskunde moet men dikwijls kiezen tussen twee kwaden: behandelen of niet behandelen.
- Welzijn is niet hetzelfde is als het koste wat kost herstellen van elke anatomische schade.
- Abstineren is vaak veel arbeidsintensiever dan behandelen.
- Naarmate de afstand tot het levenseinde afneemt, zal de kans op een goed resultaat van medische interventies eveneens verminderen.

Helpen keuzehulpen kiezen?

De patiënt is toenemend betrokken

Prof. dr. Dick Richel
Prof. dr. Hanneke de Haes

Casus

'Ik begin er niet aan, ik ga liever gewoon dood'
Met een printje van het internet komt meneer P. op mijn spreekuur. 'Dokter', begint hij, 'ik wil u graag laten lezen wat ik heb gevonden bij kiesbeter.nl.' Ik lees de vetgedrukte letters: **Als de kanker zich heeft verspreid, is de prognose slecht.** 'Wilt u met mij meedenken', gaat hij verder, 'ik ben 80 jaar. De kanker in mijn dikke darm is uitgezaaid en ik heb de indruk dat u van mening bent dat de hinder van de geplande chemokuur niet opweegt tegen de verwachte resultaten, omdat ik al op leeftijd ben. Lang zal ik toch al niet meer leven, dus wat mij betreft is met de operatie van laatst de kous af. Ik heb geen zin in al die bijwerkingen, ik ga liever gewoon dood. Dus mijn wens is eigenlijk geen chemokuur, maar wat vindt u? Had u hetzelfde idee over mijn prognose?'
Meneer P. is 80 jaar en kwam op mijn spreekuur met sinds enkele weken bestaande krampende pijn in de buik, afwisselend diarree en vaste ontlasting, soms met bloedbijmenging. Ondanks een myocardinfarct vijf jaar geleden, verkeert hij in goede gezondheid. Hij woont alleen en sinds het overlijden van zijn echtgenote drie jaar geleden, zit hij regelmatig achter zijn pc op het internet op zoek naar antwoorden op zijn vragen. Hij heeft drie kinderen die niet in de buurt wonen. Hij heeft een redelijke inspanningstolerantie, fietst een paar keer per week vijf kilometer en kan zonder problemen twee trappen lopen. De enige medicatie die hij gebruikt is Ascal. In verband met verdenking op een coloncarcinoom werd een coloscopie verricht. Op basis daarvan is co-

loncarcinoom gediagnosticeerd in het sigmoïd. Een CT-scan van het abdomen liet geen metastasen op afstand zien. Vervolgens is een sigmoïdresectie verricht waarbij een 5 centimeter grote tumor werd verwijderd. Deze operatie heeft meneer P. goed doorstaan en hij kon na één week worden ontslagen. PA-onderzoek liet een T3 graad 3 tumor zien met twee tumorpositieve lymfeklieren (2/10). De tumor bleek radicaal verwijderd.

Op zijn vragen kon ik tijdens het spreekuur niet meteen antwoord geven. Ten eerste vraag ik mij af of meneer P. in aanmerking komt voor adjuvante chemotherapie. Ten tweede of het niet letterlijk doodzonde zou zijn om, als hij hiervoor wel in aanmerking komt, het tegenovergestelde te adviseren. Moet ik dan meegaan in zijn wens om niet verder te behandelen?

6.1 Adjuvante chemotherapie

Adjuvante chemotherapie kan als standaard worden beschouwd bij patiënten met een coloncarcinoom, waarbij in het resectiepreparaat lymfeklieren worden gevonden die tumorcellen bevatten. Tumorpositieve lymfeklieren hebben een belangrijke voorspellende waarde voor de kans op recidief en overleving. Het geven van chemotherapie gedurende een periode van een halfjaar na operatie verkleint het risico op recidief en verhoogt daarmee de kans op genezing aanzienlijk. Dit betekent echter niet dat alle patiënten baat hebben bij deze therapie. Sommige patiënten zijn al gecureerd na resectie alleen en andere patiënten hebben een tumor die resistent is voor chemotherapie. Omdat we helaas onvoldoende in staat zijn om op voorhand aan te geven welke patiënten wel en welke geen baat zullen hebben bij een adjuvante behandeling, wordt een aanzienlijk deel van de patiënten voor niets met chemotherapie behandeld.

6.2 Dilemma's

Een belangrijke vraag is in hoeverre we bovenstaande gegevens kunnen vertalen naar een patiënt van 80 jaar, zoals meneer P. Hoe kan de winst van een adjuvante behandeling worden berekend? Met de huidige chemotherapiecombinaties kan een verkleining van het relatieve risico op overlijden worden bereikt van ongeveer 40%. Dit betekent dat als het risico op overlijden ten gevolge van dikkedarmkanker 50%

bedraagt, dit risico met 20% wordt verkleind door adjuvante therapie. Is het risico op overlijden echter 10%, dan is de winst van adjuvante chemotherapie beperkt en wordt het risico met maar 4% verlaagd.
Er wordt dan uitgegaan van een zeer gezonde 80-jarige met minimale comorbiditeit en goede cognitieve functies bij wie de levensverwachting zonder kanker ongeveer elf jaar bedraagt. Als er sprake is van matige tot ernstige comorbiditeit, dan is dit echter slechts respectievelijk zes en drie jaar. Het moge duidelijk zijn dat zeker in het laatste geval adjuvante chemotherapie geen optie is.

De meeste gerandomiseerde studies naar het effect van adjuvante chemotherapie zijn verricht in geselecteerde populaties waarbij patiënten ouder dan 75 jaar zijn uitgesloten. Er zijn geen aanwijzingen dat een coloncarcinoom op oudere leeftijd biologisch zich anders zou gedragen dan op jongere leeftijd. Vanuit dit perspectief is het ook niet te verwachten dat het effect van chemotherapie anders zou zijn. Dit wordt bevestigd in een meta-analyse van drie gerandomiseerde studies met 3351 patiënten waarin het effect van chemotherapie op recidiefincidentie niet verschillend was voor patiënten jonger en ouder dan 70 jaar (Sargent et al., 2001). De literatuur over dit onderwerp is echter niet eensluidend (Kurtz et al., 2010). De uitkomst van adjuvante chemotherapie op oudere leeftijd wordt sterk bepaald door de gebruikte in- en exclusiecriteria. Bij de oudere patiënt is regelmatig sprake van comorbiditeit en dat heeft sterke invloed op het optreden van bijwerkingen en de gezondheid op langere termijn. Daarnaast spelen factoren als sociale en cognitieve status een belangrijke rol. Bij oudere patiënten zien we dan ook vaak dat de dosis intensiteit van chemotherapie door toxiciteit moet worden aangepast of de behandeling moet worden gestopt. Het is waarschijnlijk dat dit consequenties heeft voor de effectiviteit van de behandeling.

Wat zijn de nadelen van adjuvante chemotherapie en kan iedereen die veilig ondergaan?
Chemotherapie veroorzaakt de nodige bijwerkingen. De belangrijkste zijn moeheid, misselijkheid en braken, diarree, neuropathie en verminderde afweer. Dit laatste wordt met name veroorzaakt door beenmergtoxiciteit en slijmvliesschade. Deze bijwerkingen zijn meestal op korte termijn reversibel, doch niet altijd, zoals in het geval van neuropathie. De mate waarin ze optreden is individueel sterk verschillend. Belangrijke factoren die hierbij een rol spelen zijn performancestatus,

aanwezige comorbiditeit en leeftijd. Bij de besluitvorming over adjuvante chemotherapie moeten daarom naast overlevingswinst ook deze factoren worden meegewogen.

6.3 Keuzehulpen

Vandaag de dag verwachten en wensen patiënten toenemend actief te worden betrokken bij de keuzes die moeten worden gemaakt. Deze keuze betreft in principe de verschillende opties voor diagnostiek of behandeling die beschikbaar zijn wanneer de uitkomsten vergelijkbaar zijn: de uitkomsten dienen dan tegen elkaar te worden afgewogen. Bij de heer P. kan bijvoorbeeld de verwachte overlevingswinst bij de ene behandeling minder goed zijn, maar de aantasting van de kwaliteit van leven daarbij juist minder ingrijpend. Om deze keuze te kunnen maken, hebben patiënten in de eerste plaats informatie nodig over de behandelmogelijkheden en de consequenties daarvan. Dat is echter gemakkelijker gezegd dan gedaan. Steeds blijkt uit onderzoek dat de behoefte aan informatie zeer groot is. Maar, aan de andere kant is informatie vaak lastig te begrijpen. Gebruik van jargon komt regelmatig voor. Bovendien kan informatie soms bedreigend zijn en daardoor worden vermeden (Lagarde et al., 2008). Risico's worden traditioneel gezien als moeilijk te vatten, niet alleen voor patiënten, maar ook voor professionals (Gigerenzer & Edwards, 2002).

Om dit proces van informatie geven en besluitvorming te verbeteren en vooral om de rol van de patiënten daarbij te versterken, zijn de laatste jaren steeds vaker *decision aids* of zogenoemde keuzehulpen ontwikkeld. Een keuzehulp voor patiënten is een 'instrument' of hulpmiddel dat patiënten ondersteunt om te participeren in beslissingen tussen verschillende opties bij de behandeling van gezondheidsproblemen (IPDAS, 2009). Keuzehulpen worden gebruikt bij complexe beslissingen. Zulke beslissingen worden gekenmerkt door het feit dat de verschillende uitkomsten, de voor- en de nadelen, tegen elkaar moeten worden afgewogen. Geen van de voorgestelde opties is in een dergelijk geval op voorhand beter dan de andere. Wat de beste keuze is, hangt af van de voorkeur van de individuele patiënt. Keuzehulpen zijn dus niet bedoeld om uit te leggen waarom de ene optie beter zou zijn dan de andere en advies te geven. Ze hebben ook niet tot doel het consult met de zorgverlener overbodig te maken. Het doel is om patiënten voor te bereiden, zodat de beslissing die ze uiteindelijk maken in samenspraak met hun behandelaar gebaseerd is op goede informatie en zo goed mogelijk overeenstemt met wat voor hen belangrijk is. Keuzehulpen verschaffen informatie over die opties en helpen patiënten om hun waardering of voorkeur voor de consequenties, de voor- en nadelen, ervan te verhelderen. Mijnheer P. zou met een verpleegkundige samen naar de keuzehulp voor het coloncarcinoom hebben kunnen kijken. Hij weet dan beter wat de voor- en de nadelen van de chemotherapie zijn en kan dan ook nog preciezer nadenken over de vraag hoe belangrijk die voor- en nadelen voor hem zouden zijn bij zijn keuze. Hij kwam dan meer beslagen ten ijs in de spreekkamer. In het overleg met zijn internist zou hij dan waarschijnlijk gemakkelijker en met meer zekerheid tot een keuze kunnen komen.

Kader 1

Kenmerken keuzehulp (decision aid)
Een keuzehulp:
- is een 'instrument' of hulpmiddel;
- wordt gebruikt bij complexe beslissingen;
- ondersteunt patiënten om te participeren in beslissingen tussen verschillende opties bij de behandeling van gezondheidsproblemen;
- verschaft informatie over die opties;
- heeft als doel patiënten voor te bereiden, zodat de beslissing die ze uiteindelijk maken in samenspraak met hun behandelaar gebaseerd is op goede informatie en zo goed mogelijk overeenstemt met wat voor hen belangrijk is;
- helpt patiënten om hun waardering of voorkeur voor de consequenties, de voor- en nadelen, ervan te verhelderen;
- is niet bedoeld om uit te leggen waarom de ene optie beter zou zijn dan de andere;
- geeft geen advies;
- heeft niet tot doel het consult met de zorgverlener overbodig te maken.

6.4 Keuzehulp coloncarcinoom

Onlangs werd een Australische studie gepubliceerd waarin het gebruik van een decision aid of keuzehulp is vergeleken met standaard medische zorg voor patiënten met een gemetastaseerd coloncarcinoom. Patiënten kunnen met behulp van een dergelijke keuzehulp een op empirische *evidence* gebaseerde keuze maken. Deze keuzehulp was ontwikkeld om de beslissing te ondersteunen zoals die door meneer P. moest worden gemaakt: al dan niet eerstelijns chemotherapie te ondergaan (Leighl et al.; 2011). De keuzehulp bestond uit een folder om mee naar huis te nemen met daarbij een audiotape of een compact disk. De keuzehulp was ontwikkeld in overleg met een oncoloog. In de keuzehulp kwamen de doelstellingen van palliatieve zorg aan de orde, de voor- en nadelen van chemotherapie en de mogelijkheden om in een klinische trial te participeren. Behalve informatie werden ook expliciet zeven stappen gepresenteerd om waarderingen of preferenties te achterhalen.

De keuzehulp was in eerder vooronderzoek bruikbaar gebleken en werd gewaardeerd door patiënten. Deze leek hun kennis te vermeerderen zonder dat angst erdoor toenam. De patiënten die de keuzehulp hadden gekregen, bleken in de loop van de tijd een beter begrip te hebben van de behandeling die ze hadden ondergaan. Hun tevredenheid met de beslissing en ook hun uiteindelijke behandelkeuze waren in de twee studiecondities niet verschillend.

6.5 De ontwikkeling van keuzehulpen

Het internationale samenwerkingsverband IPDAS (*International Patient Decision Aid Standard Collaboration*) heeft op basis van een uitgebreide consensus procescriteria geformuleerd waaraan een goede keuzehulp moet voldoen (http://decisionaid.ohri.ca/methods.html#checklist). Deze criteria hebben betrekking op de inhoud van de keuzehulp en op de wijze waarop die is ontwikkeld (zie kader 2).

Inmiddels zijn internationaal veel keuzehulpen ontwikkeld. Een *Cochrane review* over de effectiviteit van het gebruik van keuzehulpen is in 2009 gepubliceerd (O'Connor et al., 2009). In deze review zijn 55 gerandomiseerde studies bekeken. Keuzehulpen blijken daaruit inderdaad effectief te zijn.

Kader 2

Criteria waaraan een goede keuzehulp moet voldoen
De informatie moet gedetailleerd genoeg zijn, in begrijpelijke taal geformuleerd en gebalanceerd, en moet betrekking hebben op:
- de gezondheidstoestand;
- de opties;
- de mogelijkheid van niet behandelen;
- het natuurlijke beloop van de ziekte;
- procedures;
- de voor- en nadelen van betreffende interventies en de uitkomsten ervan;
- de erbij behorende waarschijnlijkheden.

Voor diagnostische tests is een aantal aanvullende criteria geformuleerd, zoals de sensitiviteit en specificiteit van de test. Daarnaast moeten methoden worden opgenomen die patiënten helpen hun waarderingen en voorkeuren te overwegen. Te denken valt daarbij aan hulp om zich de voor- en nadelen voor te kunnen stellen, en suggesties voor de manier waarop ze het gesprek daarover kunnen aangaan.

Ten aanzien van het proces wordt verder aangegeven:
1 hoe de keuzehulp moet worden ontwikkeld;
2 dat die gebaseerd is op beschikbaar bewijsmateriaal uit de literatuur;
3 dat die in vooronderzoek moet zijn getest.

Het gebruik van een keuzehulp in vergelijking met standaard zorg leidt ertoe dat patiënten betere kennis hebben over hun gezondheid en de te maken keuzes. Ook blijken ze zich beter geïnformeerd te voelen en daardoor minder problemen met de besluitvorming te ervaren. Ze zijn minder onzeker over de samenhang tussen hun eigen voorkeuren en de gemaakte keuze en stellen zich minder passief op bij de besluitvorming, en zijn, tot slot, minder onzeker nadat de beslissing genomen is.

Het gebruik van een keuzehulp bleek ook de gemaakte keuze te beïnvloeden. In vergelijking met standaard zorg wordt na het gebruik van keuzehulpen minder vaak gekozen voor electieve chirurgie, voor hormoonbehandeling bij menopausale klachten, en voor PSA-*screening*. Keuzehulpen lijken niet te leiden tot verhoogde satisfactie of angst bij patiënten of tot betere gezondheid. De invloed van het gebruik ervan op de lengte van het consult is nog onduidelijk.

Ook in Nederland zijn keuzehulpen ontwikkeld. Een goed voorbeeld ervan is de keuzehulp die recent in Nijmegen werd ontwikkeld voor de beslissing om één dan wel twee embryo's terug te plaatsen bij ivf (Van Peperstraten et al., 2010). Het gebruik ervan bleek in een gerandomiseerde studie te leiden tot betere kennis, het significant vaker maken van een keuze voor het terugplaatsen van één in plaats van twee embryo's en een besparing van 169 euro per echtpaar. In figuur 6.1 tot en met 6.9* wordt een keuzehulp getoond om de keuze voor operatie of afwachtend beleid bij het aneurysma te ondersteunen. Het voorbeeld betreft hier informatie over een hoogrisico-patiënt (Ubbink et al., 2008).

Op de website kiesbeter.nl zijn inmiddels achttien Nederlandse keuzehulpen gepubliceerd. Deze bespreken bij kinderen ADHD, het verwijderen van amandelen en chronische oorontsteking. Ten aanzien van de geestelijke gezondheidszorg is voor de behandeling van angststoornissen en van depressie (ook voor patiënten met een Turkse of Marokkaanse achtergrond) een keuzehulp opgenomen. Er zijn daarop verder keuzehulpen te vinden voor cardiovasculaire aandoeningen en risico's, voor de chirurgische behandeling van borstkanker, voor de behandeling van hernia, menopausale klachten, pneumothorax. Tot slot zijn keuzehulpen opgenomen voor de preventie van en screening op zwangerschap, prostaatkanker en syndroom van Down. Andere keuzehulpen zijn te vinden op de website: www.dekeuzehulpverzameling.nl. Onlangs is ook het Nederlandse *Platform Shared Decision Making* opgericht om de aanpak van gezamenlijke besluitvorming en het gebruik van keuzehulpen in Nederland te bevorderen.[1]

---

[1] Voor verdere informatie over het Platform zij verwezen naar http://www.zelfmanagement.com/thema-s/shared-decision-making.

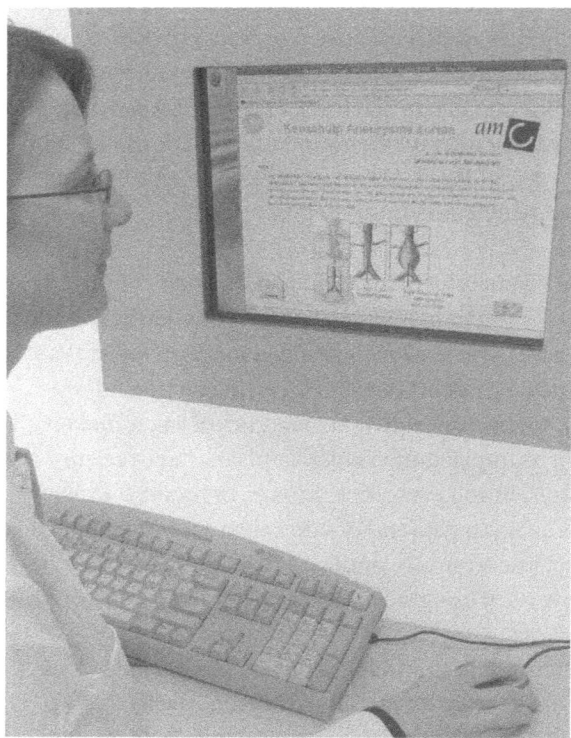

AAA

Een plaatselijke verwijding van de buikslagader wordt door artsen *'Aneurysma van de Aorta Abdominalis'* (kortweg AAA) genoemd. De normale buikslagader, ofwel *aorta*, heeft in de buik een diameter van ongeveer twee centimeter. We spreken van een *aneurysma* wanneer de diameter van de buikslagader meer dan drie centimeter is en/of wanneer de diameter van de buikslagader anderhalf keer groter is dan normaal.

Langzaam groter

Een verwijding in de buikslagader ontstaat heel geleidelijk en wordt meestal langzaam groter: de snelheid waarmee een aneurysma groeit is verschillend, maar meestal gaat het om een paar millimeters per jaar.

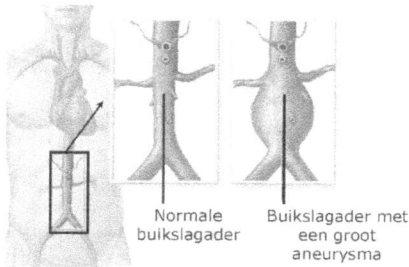

Normale buikslagader   Buikslagader met een groot aneurysma

6 Helpen keuzehulpen kiezen?

 AAA keuzehulp, Amsterdam Center for Evidence-Based Practice

In de onderstaande grafiek is het risico in het komende jaar op een scheur in het aneurysma afgebeeld. Lees persoonlijke risico af.

Het risico neemt toe als het aneurysma groter is dan 5,5 centimeter.

Wanneer u op de afbeelding van de luidspreker klikt, krijgt u een mondelinge toelichting. Hiervoor is het nodig dat u de **luidsprekers** van uw computer aan zet.

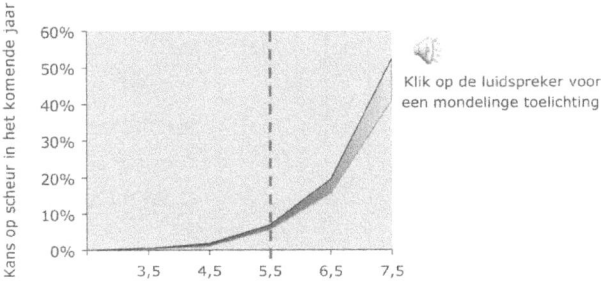

Klik op de luidspreker voor een mondelinge toelichting

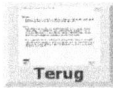
Terug

verder

 AAA keuzehulp, Amsterdam Center for Evidence-Based Practice

Uitkomst van de operatie via de lies

U ziet een groep van 1000 patiënten die geopereerd worden voor hun aneurysma. Vervolgens ziet u wat de uitkomst voor elk van hen zal zijn.

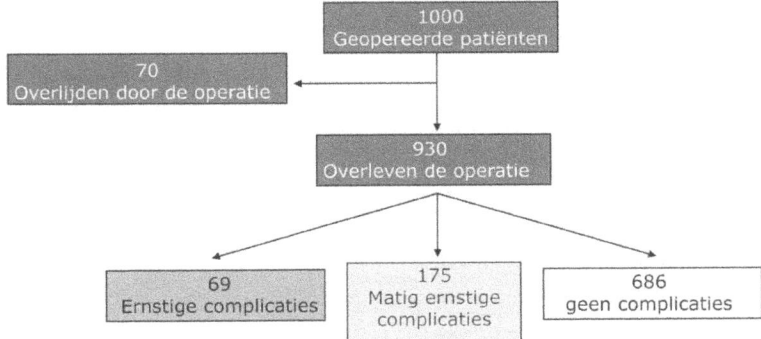

Klik op de luidspreker voor een mondelinge toelichting

 Klik op deze blauwe knop
om te lezen welke complicaties u kunt oplopen als gevolg van de operatie

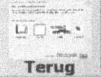
Terug

Uitkomst van de operatie via de lies

In dit figuur zijn de kansen op verschillende uitkomsten van de operatie afgebeeld:

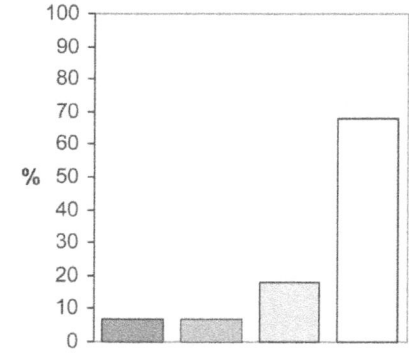

▣ overlijden
▣ ernstige complicaties
☐ matig ernstige complicaties
☐ geen complicaties

 Klik op de luidspreker voor een mondelinge toelichting

 Klik op deze blauwe knop
om te lezen welke complicaties u kunt oplopen als gevolg van de operatie

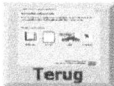

Uitkomst van de operatie via de lies

Er zijn 1000 poppetjes afgebeeld. Elk poppetje stelt één geopereerde patiënt voor.

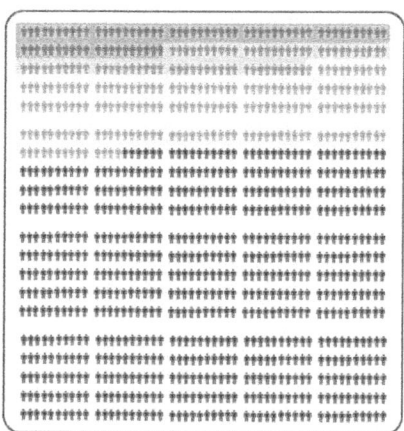

🔴 Rood: overlijden
🟠 Oranje: ernstige complicaties
🟡 Geel: matig ernstige complicaties
⚪ Neutraal: geen complicaties

 Klik op de luidspreker voor een mondelinge toelichting

 Klik op deze blauwe knop
om te lezen welke complicaties u kunt oplopen als gevolg van de operatie

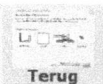

Uitkomst van de operatie via de lies

Hieronder worden de kansen op voordeel of nadeel van de operatie genoemd in percentages.

Nadeel	
Overlijden als gevolg van de operatie:	7%
Ernstige complicaties als gevolg van de operatie:	7%
Matig ernstige complicaties als gevolg van de operatie:	18%
Voordeel	
Geen complicaties als gevolg van de operatie:	68%

Klik op de luidspreker voor een mondelinge toelichting
Klik op deze blauwe knop
om te lezen welke complicaties u kunt oplopen als gevolg van de operatie

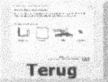

Operatie

Voordelen

- Door de operatie wordt een scheur in het aneurysma, en overlijden daaraan, heel onwaarschijnlijk

- De artsen denken dat u langer zult leven door de operatie

Nadelen

- U loopt het risico op overlijden of (ernstige) complicaties als gevolg van de operatie

- Hoewel de artsen denken dat u langer zult leven door de operatie, is het niet precies bekend hoeveel langer

- Na een operatie moet u nog herstellen. Het duurt ongeveer 3-6 maanden voor u weer de oude bent. (Wanneer u via de lies geopereerd kunt worden is dit minder ingrijpend. Het herstel duurt ongeveer 1-3 maanden)

Afwachtend beleid

Voordelen

- U vermijdt het risico op overlijden of (ernstige) complicaties als gevolg van de operatie

- U hoeft niet te herstellen van een operatie. Het zou ongeveer 3-6 maanden duren voor u weer de oude bent. (Wanneer u via de lies geopereerd kunt worden is dit minder ingrijpend. Het herstel duurt ongeveer 1-3 maanden)

Nadelen

- U behoudt het risico op een scheur in het aneurysma, en overlijden daaraan. Dit kan een beangstigend idee voor u en uw naasten zijn

- U moet minimaal één keer per jaar naar het ziekenhuis komen voor controle

U heeft het overzicht van de voor- en nadelen bekeken. Wat is uw mening over de volgende vragen? Klik het hokje van uw keuze aan.

Bent u angstig of ongerust als u niet geopereerd wordt?

☐ Ja, heel erg   ☐ Ja, een beetje   ☐ Neutraal   ☐ Nee, niet echt   ☐ Nee, helemaal niet

Zou u een (ernstige) operatiecomplicatie kunnen accepteren?

☐ Ja   ☐ Enigszins   ☐ Neutraal   ☐ Nauwelijks   ☐ Nee

Op dit moment bent u geïnformeerd over:
- het aneurysma van de buikslagader en de mogelijkheden voor behandeling
- uw persoonlijke risico op een scheur in het aneurysma (waaraan de meest patiënten overlijden)
- uw persoonlijke risico op overlijden en complicaties als gevolg van de operatie
- belangrijke punten ter overweging voordat u de keuze voor een behandeling maakt

Het is nu aan u om, samen met uw arts en uw naasten, te bepalen welke overweging het zwaarst weegt

Figuur 6.1 t/m 6.9 *Keuzehulp operatie of afwachtend beleid bij aneurysma.*

*Het gaat hier om een hoogrisicopatiënt.
Met dank aan Anouk Knops voor het aanleveren van de afbeeldingen.

6.6 Brede implementatie keuzehulpen

Nu de effectiviteit van het gebruik van keuzehulpen op vele plaatsen en bij vele aandoeningen is aangetoond, is de eerste prioriteit om de implementatie ervan te bevorderen. Mijnheer P. is naar alle waarschijnlijkheid niet op de hoogte van het bestaan van een keuzehulp voor chemotherapie voor coloncarcinoom. Deze is ook niet vertaald. Maar dat geldt ongetwijfeld ook voor andere keuzehulpen die in Nederland beschikbaar zijn. Dat betekent dat de verspreiding en verdere ontwikkeling van keuzehulpen volgens de door de IDPAS geformuleerde criteria ter hand kunnen worden genomen. Dat betekent ook dat het van belang is een plan te ontwikkelen over de optimale wijze waarop het gebruik van keuzehulpen in de klinische praktijk kan worden ingezet. Voorlopig blijkt niet dat dit meer tijd zou kosten. Sterker zelfs, de ervaring in het project van Van Peperstraten (2010) leert dat als een rol aan verpleegkundigen wordt toegedacht er voor de medisch specialist tijdwinst valt te behalen.

Onderdeel van de implementatie is ook de opleiding en training van degenen die met de beslissingshulpen moeten werken. Gezamenlijke besluitvorming vraagt andere communicatieve vaardigheden, vooral voor de wijze waarop met de patiënt wordt gesproken over zijn afwegingen, de zogenoemde *deliberation* fase van het gesprek. Deze vaardigheden zijn artsen vaak niet vanzelfsprekend eigen.

Weinig is nog bekend over de effectiviteit van het gebruik van keuzehulpen bij speciale groepen, zoals lager opgeleiden en etnische minderheden. Het is dan ook van belang hier de komende tijd onderzoek naar te verrichten.

Patiënten zijn vaak onvoldoende geïnformeerd en willen eveneens een meer actieve rol innemen bij de beslissingen ten aanzien van hun gezondheid. Met het bovengenoemde Platform (zie noot 1), waarin vertegenwoordigers van vele maatschappelijke organisaties zijn vertegenwoordigd, wordt beoogd gezamenlijke besluitvorming te bevorderen. De missie van het platform is maximale toepassing van gezamenlijke besluitvorming in Nederland in praktijk te brengen. Daarmee kan niet alleen de autonomie van patiënten worden bevorderd, maar kunnen zij ook die keuzes maken die het beste aansluiten bij hun persoonlijke situatie en voorkeuren. Naar het zich laat aanzien zou het gebruik van keuzehulpen bovendien kunnen leiden tot meer kosten effectieve gezondheidszorg. De bevordering van brede implementatie van keuzehulpen verdient het dan ook prioriteit te krijgen bij hulpverleners, ziektekostenverzekeraars en de overheid.

Kader 4
Voor verder informatie zie: www.kiesbeter.nl/medischeinformatie/e-gezondheid en www.dekeuzehulpverzameling.nl.

Referenties

Gigerenzer G, Edwards A. Simple tools for understanding risks: from innumeracy to insight. BMJ. 2003;27;327(7417):741-4.

IPDAS (International Patient Decision Aid Standard Collaboration) http://ipdas.ohri.ca/what.html.

Kurtz JE, Heitz D, Serra S, Brigand C, Juif V, Podelski V, Meyer P, Litique V, Bergerat JP, Rohr S, Dufour P. Adjuvant chemotherapy in elderly patients with colorectal cancer. A retrospective analysis of the implementation of tumor board recommendations in a single institution. Crit Rev Oncol Hematol. 2010;74(3):211-7.

Lagarde SM, Franssen SJ, Werven JR van, Smets EMA, Khe Tran TC, Tilanus HW, Plukker JThM., Haes JCJM de, Lanschot JB van. Patient preferences for the disclosure of prognosis after esophagectomy for cancer with curative intent. Annals of Surgical Oncology, 2008, 15 (11), 3289-98.

Leighl NB, Shepherd HL, Butow PN, Clarke SJ, McJannett M, Beale PJ, Wilcken NR, Moore MJ, Chen EX, Goldstein D, Horvath L, Knox JJ, Krzyzanowska M, Oza AM, Feld R, Hedley D, Xu W, Tattersall MH. Supporting treatment decision making in advanced cancer: a randomized trial of a decision aid for patients with advanced colorectal cancer considering chemotherapy. J Clin Oncol. 2011;20;29(15):2077-84. Epub 2011 Apr 11.

O'Connor AM, Bennett CL, Stacey D, Barry M, Col NF, Eden KB, Entwistle VA, Fiset V, Holmes-Rovner M, Khangura S, Llewellyn-Thomas H, Rovner D. Decision aids for people facing health treatment or screening decisions. *Cochrane Database of Systematic Reviews* 2009, Issue 3. Art. No.: CD001431. DOI: 10.1002/14651858.CD001431.pub2.

Sargent DJ, Goldberg RM, Jacobson SD, et al. A pooled analysis of adjuvant chemotherapy for resected colon cancer in elderly patients. N Engl J Med 2001;345:1091-7.

Ubbink DT, Knops AM, Molenaar S, Goossens A. Design and development of a decision aid to enhance shared decision making by patients with an asymptomatic abdominal aortic aneurysm. Patient Prefer Adherence. 2008;2;2:315-22.

Van Peperstraten A, Nelen W, Grol R, Zielhuis G, Adang E, Stalmeier P, Hermens R, Kremer J. The effect of a multifaceted empowerment strategy on decision making about the number of embryos transferred in in vitro fertilisation: randomised controlled trial. BMJ. 2010;30;341:c2501. doi: 10.1136/bmj.c2501.

7 Praat dat (er) maar eens uit

Kiezen tussen kwantiteit en kwaliteit van leven

Prof. dr. Piet Bakker
Dr. Ellen Smets

Casus

Wikken en wegen
Een 56-jarige vrouw met gemetastaseerd mammacarcinoom wordt door de radiotherapeut naar mij verwezen voor behandeling. Ik ben internist-oncoloog. Een klein jaar eerder is bij haar, zo lees ik in haar status, de diagnose gesteld. Zij heeft het reguliere behandeltraject doorlopen: een lumpectomie, okselkliertoilet, radiotherapie en aanvullend een halfjaar chemotherapie.
Enkele maanden daarna kreeg ze pijnklachten in haar rechter bovenarm. De pijn is zo hinderlijk dat het haar belemmert in haar werk als bibliothecaresse. Een CT-scan van de hals en de bovenste thorax toont enkele vergrote klieren links supraclaviculair aan. Het blijkt adenocarcinoom passend bij het mammacarcinoom. Het multidisciplinaire behandelteam (internist-oncoloog, chirurg, radiotherapeut) adviseert haar te bestralen en naar mij te verwijzen voor een gesprek over systemische behandeling met chemotherapie.
Bij ons eerste gesprek komt zij alleen. Zij is gescheiden en haar kinderen zijn al uit huis. Het is direct duidelijk dat zij ervan uitgaat dat zij, door er zo vroeg bij te zijn, nog steeds kan genezen. Er zijn immers elders in het lichaam geen uitzaaiingen gevonden. Haar teleurstelling en ongeloof zijn groot als ik haar vertel dat genezing niet meer mogelijk is. Het vergt geduld, tijd en al mijn vaardigheid om te proberen haar dit op verschillende manieren duidelijk te maken.
In ons eerste gesprek komen wij er dan ook niet aan toe om te bespreken of het wel of niet zinnig is om direct te gaan behandelen

met chemotherapie. Ik spreek met haar af dat zij het gesprek laat bezinken en met haar familie en de huisarts contact opneemt om het een en ander door te praten. Wij maken een vervolgafspraak voor een week later.

De tweede keer komt haar ex-echtgenoot mee. Hij heeft zelf een bijzondere voorgeschiedenis. Bij hem is nog tijdens hun huwelijk de ziekte van Hodgkin vastgesteld waarvoor hij is behandeld met radiotherapie en chemotherapie. Ook hij heeft een recidief gehad, maar is vervolgens nog wel curatief behandeld. Deze ervaring heeft haar beeld over een mogelijke genezingskans sterk beïnvloed. Ik zie me voor de moeilijkheid geplaatst hen duidelijk te maken dat haar situatie wezenlijk anders is.

Bovendien moet ik haar voorstellen om niet direct te beginnen met chemotherapie. Chemotherapie heeft op dit moment, in deze fase van haar ziekteproces, geen toegevoegde waarde, maar brengt wel de risico's van bijwerkingen met zich mee met een mogelijk negatief effect op haar kwaliteit van leven.

Zij blijkt een levendige, intelligente vrouw die zich niet makkelijk laat overtuigen. Zij begrijpt de argumenten waarom het beter is de behandeling uit te stellen, maar het blijft voor haar gevoelsmatig moeilijk te accepteren dat uitstel haar levensverwachting niet zal bekorten. In opeenvolgende consulten die ik daarna nog met haar heb, blijft dit steeds weer een discussiepunt, ook voor haar kinderen en ex-echtgenoot.

Na een klachtenvrije periode van drie jaar presenteert zij zich opnieuw met pijn in de schouder en toenemende vermoeidheid. Op de CT-scan is er sprake van progressie op de eerder vastgestelde locaties. Ook nu weer zonder aanwijzingen voor metastasen elders. Opnieuw bestralen is geen optie. Na gezamenlijk overleg start ze met een behandeling bestaande uit taxol en trastuzumab (Herceptin®). Deze behandeling heeft een goede responskans (50%) en bijbehorend positief effect op de pijnklachten. Na vier kuren moet de taxol worden gestaakt in verband met invaliderende neurotoxiciteit, een bijwerking van taxol. Zij vindt het – in haar eigen woorden – 'heel erg' om die behandeling te stoppen, maar ziet zelf ook geen alternatief.

De trastuzumab wordt gecontinueerd. Ik twijfel echter of het nuttig is om ook daarmee door te gaan, maar besluit uiteindelijk om aan haar wens tegemoet te komen. Gelukkig verdraagt ze de behandeling goed en heeft het duidelijk een palliatief effect. De neurotoxiciteit is na vijf maanden verdwenen en we besluiten samen om door te gaan met de trastuzumab. Haar kwaliteit van leven is op dat moment uitstekend.

Twee jaar later, nog steeds onder behandeling met trastuzumab, meldt zij zich met ernstige duizeligheidsklachten. Een MRI laat metastasen zien in het cerebellum met veel oedeemvorming. Voor dit laatste wordt direct gestart met dexamethason. Haar klachten van duizeligheid verdwijnen niet. Zij gaat akkoord met bestraling nadat ik haar heb uitgelegd dat opereren aan deze afwijkingen niet mogelijk is. Opnieuw is haar teleurstelling groot. Door de gunstige ervaringen in de afgelopen jaren was zij weer vol moed en hoopte ze nog lang te leven.

Ondanks het gunstige effect van de bestraling en de dexamethason, wordt het een periode met veel problemen, veroorzaakt door de medicatie. Zij ontwikkelt onder de dexamethason een ernstige herpes zoster infectie aan het gezicht, een uitgesproken cushingfenomeen én diabetes mellitus. Hierdoor ben ik genoodzaakt de dexamethason versneld af te bouwen.

Deze hele periode van frequente doktersbezoeken, veel klachten, moeizame behandeling en afhankelijkheid van de zorg van anderen, valt haar heel zwaar. Omdat er op dat moment sprake is van een stabiele extracerebellaire ziekte, wordt samen met haar besloten om de behandeling met trastuzumab, die tot dan toe nog steeds is doorgegaan, te stoppen. Zij heeft hier nu geen moeite mee. Ze is psychisch uitgeput. Na het stoppen van de behandeling gaat zij zich langzamerhand weer beter voelen en is zij ook weer in staat om voor zichzelf te zorgen, een verademing.

Een jaar later wordt ze echter toenemend duizelig door progressie van de hersenmetastasen. Een standaardbehandeling is er nu niet meer, maar zij is nog steeds strijdlustig en spreekt de uitdrukkelijke wens uit om te worden behandeld. Ik leg de situatie voor in het multidisciplinaire overleg en bestudeer literatuurgegevens over experimentele behandelingen om te bekijken wat nog mogelijk zou kunnen zijn. Op basis van enkele beschreven casestudy's doe ik haar een voorstel voor een behandeling met capecitabine (Xeloda®) en bevacuzimab (Avastin®). De kans dat zij positief reageert, is ongeveer 20%, maar er is geen betrouwbaar percentage te noemen, gezien het geringe aantal patiënten dat tot nu toe met deze combinatie is behandeld. Ik leg haar dat ook zo goed mogelijk uit. Haar kinderen, die met haar meegekomen zijn tijdens het consult, uiten hun twijfels, maar zij is gedecideerd in haar besluit om door te gaan. Na een korte discussie kunnen de kinderen zich vinden in haar beslissing.

Ook nu reageert zij weer goed op de behandeling; haar duizeligheid verdwijnt als sneeuw voor de zon. Wel ontwikkelt zij recidiverende herpes zoster infecties en ernstige vermoeidheidsklachten. Om haar de kans te geven daarvan te herstellen, wordt de behandeling regelmatig onderbroken. Het herstel gaat langzaam en regelmatig bespreek ik met haar de zin van het wel of niet doorbehandelen. Zij kiest steeds voor doorbehandelen, ook al beseft zij nu wel dat elke vorm van behandeling slechts een tijdelijk effect zal opleveren. Ik kan in haar keuze meegaan, gezien het verlichtende effect op haar duizeligheidsklachten, hoewel ik mij zorgen maak over de kwaliteit van haar leven. Kordaat als zij is, blijft ze echter achter haar beslissingen staan.

Na vier maanden is er opnieuw sprake van achteruitgang. Omdat ook zij inziet dat er op geen enkel gebied meer winst is te behalen, staak ik de behandeling. Korte tijd later komt zij te overlijden, zeven jaar na het vaststellen van gemetastaseerde ziekte.

7.1 Strijden, niet wachten... of andersom?

Toen ik haar voor het eerst sprak, was zij op grond van eerdere ervaringen nog uitgesproken optimistisch over haar genezingskans. Als patiënten een onrealistisch beeld hebben van hun prognose is het moeilijk om de voor- en nadelen van een behandeling goed tegen elkaar af te wegen. Dat is eens te meer het geval wanneer het vanuit mijn optiek de 'beste' optie is om, ondanks ziekte-uitbreiding, nog niet te starten met behandelen. Voor mij is het moeilijk om uit te leggen waarom te wachten tot de ziekte terugkomt. Voor de patiënte is het nauwelijks te begrijpen dat hierop wordt gewacht zolang zij en haar familie nog de hoop koesteren dat door behandeling de ziekte kan worden weggenomen of afgeremd. Zij willen er tegenaan, ze willen strijden, ze willen de ziekte verslaan en wel onmiddellijk. Ik kan het gesprek over haar prognose daarom niet uit de weg gaan.

Op het moment dat ik haar moet informeren over haar beperkte levensverwachting, ken ik haar nog niet. Dat maakt het extra lastig. Door de jaren heen leer ik haar echter steeds beter kennen, en vice versa. De vertrouwensband die met patiënten in de loop van de tijd ontstaat, maakt het meestal gemakkelijker om bij nieuwe beslissingen het gesprek daarover aan te gaan.

Opvallend, maar beslist niet uitzonderlijk, is de strijdlustigheid van mevrouw. Die strijdlust maakt dat ze geneigd is altijd voor behandelen te kiezen, terwijl dat haaks staat op mijn taak om uit te leggen dat er iets te kiezen valt en wat de consequenties van de verschillende opties kunnen zijn.

7.2 Zoektocht naar balans tussen kwantiteit en kwaliteit van leven

Tijdens het gehele ziekteproces ziet zowel de oncoloog als de patiënt zich voor het dilemma geplaatst om de kwantiteit van leven (hoe lang leef ik nog?) af te wegen tegen de kwaliteit van leven (hoe wil ik nog leven?). Die afweging wordt steeds explicieter naarmate de patiënt zieker wordt, omdat de balans minder duidelijk doorslaat naar langer leven.
Alsof de afweging tussen kwantiteit en kwaliteit van leven niet al ingewikkeld genoeg is, moet die afweging ook nog worden gemaakt op grond van kansinformatie. Het is bijzonder lastig kansinformatie zo te geven dat patiënten het ook echt kunnen begrijpen (Gigerenzer, 2002). Patiënten lossen de bij risico's behorende onzekerheid vaak onbewust op door het risico te interpreteren aan de hand van kennis, ideeën, gevoelens of ervaringen. Sommigen hebben de neiging risico's te onderschatten ('dat overkomt mij niet') of juist te overschatten ('nu ben ik aan de beurt'). Soms worden eigen wetmatigheden (*heuristiek*) aangewend om een risico-inschatting te maken, bijvoorbeeld 'iedereen in mijn familie krijgt het, dus ik ook' (*beschikbaarheidsheuristiek*) of 'ik krijg het wel óf ik krijg het niet' (*binaire perceptie*). Bovendien legt de uitkomst vaak meer gewicht in de schaal dan de kans dat een situatie zich voordoet, zeker wanneer die uitkomst negatieve emoties oproept. De boodschap 'er is een kleine kans dat u uw haar zult verliezen' maakt mensen vooral bewust van het feit dat haarverlies überhaupt tot de mogelijkheden behoort.
Om misinterpretaties te voorkomen, moet je als arts proberen te achterhalen *hoe* je patiënt de kansen op een gunstige uitkomst en het risico op ongunstige uitkomsten interpreteert. Wat betekent de informatie voor hen persoonlijk?

7.3 Willen weten of niet willen weten?

Soms kun je als arts geneigd zijn om bepaalde informatie over de prognose of sommige bijwerkingen maar niet te geven, omdat het de patiënt 'maar onnodig onzeker of ongerust maakt'. Je moet je dan eigenlijk de vraag stellen of je bescherming van de patiënt dan niet verwart met zelfbescherming. Het is moeilijk een patiënt te confronteren met het feit dat genezing geen optie meer is of dat het misschien beter is een behandeling te staken. Dat betekent namelijk dat je zijn/haar verdriet, angst, opstandigheid, boosheid, apathie, verslagenheid of verwarring moet verdragen. Om dit te vermijden kan de neiging ontstaan informatie niet of in bedekte termen te brengen of uitkomsten rooskleuriger voor te stellen. Dat is problematisch. Het kan de patiënt het zicht op de realiteit ontnemen en daarmee het doel van de informatie in de weg staan. Een geïnformeerde patiënt weet wat hem of haar te wachten staat. Daarmee neemt onzekerheid af en het welbevinden toe. Informatie biedt patiënten ook de mogelijkheid zich voor te bereiden en actie te ondernemen. Bovendien geeft informatie de patiënt de mogelijkheid tot emotionele controle, zich te schikken in de omstandigheden en met de gevolgen van ziekte en behandeling in het reine te komen, óók als er geen echte oplossing voor het probleem voorhanden is. Niet in het minst kunnen patiënten door informatie meebeslissen, zoals in de casus over behandelalternatieven. Informatie maakt keuzes mogelijk. De patiënte vond dat de extreme vermoeidheid haar zodanig belemmerde in de dingen die ze nog wilde doen, dat zij er voor koos de behandeling – tijdelijk – te staken. De mogelijkheid mee te beslissen, *shared decision making*, leidt niet alleen tot autonomie, maar ook tot controle en daarmee tot welbevinden.

Helaas is informatie ook confrontatie. Daarom willen niet alle patiënten, op ieder moment, alles weten. Veel patiënten hebben moeite met het horen van de slechte prognose. Hoe korter de levensverwachting, des te meer patiënten geneigd zijn dergelijke informatie uit de weg te gaan (Lagarde et al., 2008). Enige mate van ontkenning kan patiënten helpen zich niet alleen emotioneel beter te voelen, maar ook minder lichamelijke klachten te hebben (Vos et al., 2010). Daar waar sommigen niet willen weten, willen andere patiënten juist wel weten.

Om beslissingen te kunnen nemen, waarbij de kwantiteit afgewogen dient te worden tegen de kwaliteit van het leven, moet de patiënt zich realiseren wat zijn/haar levensverwachting is. De confrontatie moet dus worden aangegaan. Zeker in de palliatieve fase is dat van belang, aangezien het doel van de keuzes is om de patiënt de gelegenheid te bieden de tijd die hem/haar rest zo goed mogelijk te besteden. De arts kan het gesprek hierover niet uit de weg gaan. Inzicht in de prognose staat echter op gespannen voet met de wens van sommige patiënten 'niet te weten'.

Het is dus belangrijk om bij iedere patiënt af te tasten óf en welke informatie hij wenst. Daartoe kan de arts in een eerste stap in grote lijnen vertellen wat de mogelijke gevolgen zijn van een behandeling, inclusief eventuele bijwerkingen of complicaties. Dergelijke informatie moet vanuit het perspectief van de Wet op de Geneeskundige Behandelingsovereenkomst in ieder geval worden gegeven. Vervolgens is het zaak te achterhalen of de patiënt méér wil weten. Dat kan door de patiënt daar rechtstreeks naar te vragen, en door eerder opgedane kennis van de omstandigheden en voorkeuren van de patiënt. Afhankelijk van de wens van de patiënt kan de arts vervolgens al dan niet aanvullende informatie geven. Belangrijk is bovendien om te achterhalen waarom een patiënt bepaalde informatie wel of niet wil. Als een patiënt niet méér wil horen om angst te vermijden of om hoop te houden, dan moet de arts anders reageren dan wanneer de patiënt meent informatie niet te kunnen begrijpen.
In het eerste geval is het wellicht gerechtvaardigd om bijvoorbeeld de mogelijke gevolgen maar zeer globaal te geven. In het tweede geval is extra inspanning nodig om de informatie begrijpelijk te maken. Door een gefaseerde aanpak kunnen de wensen van de patiënt zoveel mogelijk worden gerespecteerd. De behoefte aan informatie is een dynamisch proces. Daar waar een patiënt in het begin informatie over de prognose mogelijk maar moeilijk kan verdragen, kan dat in een latere, palliatieve fase heel anders zijn. Het is daarom aan te raden regelmatig, maar zeker bij belangrijke beslissingen, de behoefte aan informatie te peilen.

7.4 Meebeslissen?

In situaties zoals die van deze patiënte heeft shared decision making de voorkeur. Shared decision making betekent in eerste instantie informatieoverdracht: patiënt en arts wisselen informatie uit zodat de beschikbare behandelopties en de uitkomst daarvan expliciet worden. Een vereiste is dat de patiënt de informatie ook begrijpt. Ten tweede worden die opties en de gevolgen ervan afgewogen. Dat betekent dat zowel de arts als de patiënt zijn opvattingen, wensen en voorkeuren over de verschillende behandelingsuitkomsten uitspreekt. Een patiënt kan extreme vermoeidheid bijvoorbeeld als onovercomelijk ervaren. De oncoloog kan geen heil zien in een bepaald cytostaticum waarover de patiënt op internet had gelezen. Zowel de arts als de patiënt draagt aan deze uitwisseling van opvattingen bij. Ten slotte wordt een gezamenlijk besluit genomen, gebaseerd op de informatie die beiden van elkaar hebben gekregen.

Deze uitgangspunten lijken vanzelfsprekend. Nauwkeurige observatie van consulten laat echter zien dat de praktijk weerbarstiger is (Tariman et al., 2010). De optie om niet te behandelen, wordt in de palliatieve setting veel minder vaak door artsen als een mogelijkheid ingebracht dan gerechtvaardigd zou zijn. Ook is het eerder uitzondering dan regel dat patiënten worden uitgenodigd hun visie op de verschillende mogelijkheden te geven.

De ervaring is echter dat patiënten op basis van objectieve gegevens over het algemeen goed meedenken in de besluitvorming. Wel moeten ze de tijd krijgen om de informatie te verwerken en de ruimte om aanvullende vragen te stellen. Keuzehulpen kunnen bij dit proces goede dienst bewijzen.

Voorwaarde voor shared decision making is dat er ook daadwerkelijk iets te kiezen valt. De mogelijkheid om niet te behandelen, zoals in de casus, kan een van de opties zijn. Echter, de behandeling – al dan niet tijdelijk – staken, wordt door veel patiënten niet als een reële keus ervaren. Patiënten kennen over het algemeen een hoge utiliteit aan behandeling toe: ze kiezen voor behandeling, zelfs als de kans op en de duur van langere overleving bijzonder klein zijn. Behandelen levert een gevoel van controle over een bedreigende, onzekere situatie. Zij zien dan ook geen ander alternatief dan die behandeling te ondergaan: 'ik sta met mijn rug tegen de muur'. Angst om de verkeerde keus te maken en daar later spijt van te krijgen, is ook een drijfveer om door te gaan met behandelen. Voor patiënten met een sterke behandelwens is kwaliteit van leven nauwelijks van belang in die keuze. Dat is anders bij de – uitzonderlijke – patiënten die bewust kiezen om te stoppen met behandelen. Zij lijken vaker een expliciete afweging te maken tussen kwantiteit en kwaliteit van leven. Voor hen slaat de balans door naar het belang van de kwaliteit van het nog resterende leven.

Opmerkelijk is dat ook oncologen een geringe winst, bijvoorbeeld drie maanden, in termen van overleving over het algemeen genoeg reden vinden om te starten of door te gaan met behandelen. Ook voor hen voelt niet behandelen meestal niet als een serieuze optie, want ook hen geeft behandelen een gevoel van controle. Dat verklaart waarom ze afwachtend beleid, *watchful waiting*, lang niet altijd als een te overwegen optie aan patiënten voorleggen. Echter, daardoor onthouden ze patiënten de mogelijkheid om mee te beslissen (De Haes et al., 2003).

Voor daadwerkelijke shared decision making moet de patiënt ook mee *willen* beslissen. Niet alle patiënten willen dat. Door wel mee te beslissen, moeten zij vaak bedreigende informatie tot zich nemen. Erger is dat als de uitkomsten van de te nemen beslissing op termijn negatief uitvallen, zij daar zelf de verantwoordelijkheid voor dragen. Dat kan een onaangenaam vooruitzicht zijn.

Bekend is dat naarmate patiënten zieker zijn, hun wens om mee te beslissen afneemt. Bovendien is gebleken dat die patiënten die liefst niet zelf beslissen, blind vertrouwen hebben in hun arts. Zij vertrouwen erop dat de arts het beste met hen voorheeft en zijn deskundigheid maximaal zal inzetten: 'Dokter, beslist u maar.'

Omgekeerd is het niet zo dat patiënten die wel mee willen beslissen, hun arts niet zouden vertrouwen. Herhaaldelijk is aangetoond dat het vertrouwen van patiënten in hun oncoloog buitengewoon groot is. Een belangrijke verklaring daarvoor is dat de afhankelijke positie waarin patiënten met kanker zich bevinden, hen in dat opzicht weinig keus laat.

Dat neemt niet weg dat de opstelling van de arts wel degelijk bijdraagt aan de kwaliteit van de besluitvorming. Patiënten vertrouwen artsen die hen volledig en bovenal eerlijk informeren, dus die een onaangename waarheid niet uit de weg gaan.

Niet verwonderlijk is dat patiënten bovendien vertrouwen hebben in artsen die ze als deskundig ervaren. De uitdaging is om een goede balans te vinden tussen enerzijds expliciet en samen met de patiënt te wikken en te wegen op grond van kansinformatie, en anderzijds niet onzeker – dus incompetent – over te komen.

7.5 Een patiënt heeft een stem

Je als arts doorlopend bewust zijn dat de patiënt een stem heeft in beslissingen die hem aangaan, is waarschijnlijk het belangrijkste uitgangspunt voor shared decision making. Het is aan de arts om ervoor te zorgen dat die stem ook daadwerkelijk wordt gehoord. Dat betekent gericht vragen naar eerdere ervaringen van de patiënt, zijn verwachtingen en wensen. Het betekent ook de patiënt de kans te geven vragen te stellen en na te denken over de verschillende opties. Daar is soms extra tijd voor nodig. Risico-informatie moet zodanig worden gegeven dat de patiënt die kan begrijpen, onthouden en gebruiken bij de te maken afweging.

Bovendien moet die informatie zoveel mogelijk maatwerk zijn, dus afgestemd op de specifieke situatie en behoefte van de patiënt die tegenover je zit. Al deze uitgangspunten voor shared decision making komen aan de orde in de Salzburg Verklaring over Shared Decision Making (zie kader).

> **De Salzburg Verklaring over Shared Decision Making***
> Wij roepen alle artsen op om:
> - te erkennen dat zij een morele verplichting hebben om patiënten bij belangrijke beslissingen te betrekken;
> - informatie-uitwisseling te stimuleren en patiënten aan te moedigen om vragen te stellen, hun omstandigheden toe te lichten, en hun persoonlijke voorkeuren uit te spreken;
> - correcte informatie te verschaffen over opties en onzekerheden, voor- en nadelen van behandeling in overeenstemming met best practice voor risicocommunicatie;
> - informatie af te stemmen op individuele behoeften en patiënten genoeg tijd te bieden de verschillende opties te overwegen;
> - te onderkennen dat de meeste beslissingen niet onmiddellijk genomen hoeven te worden, en patiënten en hun familie de middelen en hulp te bieden om tot een beslissing te komen.
>
> * In december 2010 kwamen 58 deskundigen uit 18 landen bijeen voor het Salzburg Global Seminar over shared decision making. Zij plaatsten bovenstaande verklaring in het British Medical Journal (BMJ 2011; 342:d1745). Nadere informatie: www.SalzburgGlobal.org/go/477.

Shared decision making vereist meer basale gespreksvaardigheden dan zoals die nu in de opleiding geneeskunde aan de orde komen. Training in dit samen met de patiënt wikken en wegen, zou tot het basispakket van alle medische opleidingen en zeker tot de opleiding tot internist-oncoloog moeten behoren. In de gehele opleiding, zowel het basis curriculum als de vervolgopleiding, mag meer aandacht worden besteed aan afwachtend beleid.

Als extra ondersteuning in het besluitvormingsproces kan zowel door de arts als de patiënt gebruikgemaakt worden van keuzehulpen (zie bijvoorbeeld www.adjuvantonline.com of www.uptodate.com).

Uiteindelijk doel van al deze inspanningen moet zijn dat artsen, maar bovenal hun patiënten, tevreden kunnen zijn over de manier waarop belangrijke beslissingen zijn genomen, ongeacht de uitkomst daarvan.

Referenties

De Haes JC, Koedoot CG. Patient centered decision making in palliative cancer treatment: A World of paradoxes. Patient Educ Couns. 2003;50:43-9.

Gigerenzer G. Calculated risks: how to know when numbers deceive you. Simon & Schuster, New York (2002).

Lagarde SM, Franssen SJ, van Werven JR, Smets EM, Khe Tran TC, Tilanus HW, Plukker JT, de Haes JC, van Lanschot JB. Patient preferences for the disclosure of prognosis after esophagectomy for cancer with curative intent. Ann Surg Oncol. 2008;15:3289-98.

Tariman JD, Berry DL, Cochrane B, Doorenbos A, Schepp K. Preferred and actual participation roles during health care decision making in persons with cancer: a systematic review. Ann Oncol. 2010;21:1145-51.

Vos MS, Putter H, van Houwelingen HC, de Haes JC. Denial and physical outcomes in lung cancer patients. A longitudinal study. Lung Cancer 2010; 67:237-43.

Praatjes, blaadjes en plaatjes

Hulpmiddelen bij communicatie

Dr. Dirk Ubbink
Prof. dr. Anne Stiggelbout

Casus

Praatjes vullen geen gaatjes
Mevrouw De Roos, 32 jaar, werkt achter de schermen in haar eigen restaurant. Ik ben haar huisarts. Zij komt op mijn spreekuur om voor de zoveelste keer een oplossing te vinden voor haar overgewicht. Zij is een kleine, maar omvangrijke vrouw: 1 meter 68 lang en 108 kilo. Zij geneert zich voor haar uiterlijk en mijdt daarom zoveel mogelijk dat altijd zo gezellige contact met haar klanten. Zij mist die babbeltjes enorm en voelt zich sociaal geïsoleerd. Ook heeft zij steeds meer klachten van haar knieën en heeft bovendien de laatste jaren diabetes type II ontwikkeld. Door al deze problemen heeft zij al maanden last van een depressieve stemmingsstoornis die haar eetlust helaas bepaald niet heeft geremd. Ze gebruikt op dit moment het antidepressivum fluoxetine en een derdegeneratieanticonceptiepil. Ik heb sinds haar puberteit al vele malen met haar gepraat over een dieet en haar naar een diëtiste gestuurd, maar duidelijk zonder succes.
Zij snakt nu naar een oplossing en heeft, natuurlijk, al op internet gezien dat een maagbandje of een maagverkleining mogelijkheden zijn die haar eindelijk echt zouden kunnen helpen. Ze had ook gelezen dat met de maagverkleining de kans op flink gewichtsverlies stukken groter is dan met het maagbandje, en neigt om die reden naar de eerste behandeling. Zij vertelt me dat ze verschrikkelijk opziet tegen de narcose en dat die maagverkleining wel eens een grote operatie zou kunnen zijn. Ze is realistisch genoeg om te beseffen dat elke operatie in haar situatie riskant is,

> en ze wil niet dat de operatie nare gevolgen heeft. Nu wil ze van mij horen welke behandeling ik voor haar het beste vind.

8.1 Een lastig 'praatje'

De casus van mevrouw De Roos confronteert ons met de toegenomen complexiteit van de besluitvorming in de gezondheidszorg. Met de ontwikkelingen in de geneeskunde nemen niet alleen de behandelmogelijkheden toe, maar ook en vooral de verwachtingen die patiënten hebben van de gezondheidszorg. De keuze tussen behandelalternatieven wordt lastiger, omdat aan elke behandeloptie verschillende voor- en nadelen kleven. Bovendien is het belangrijk de optie om **niet** te behandelen als reële optie voor te stellen. Medische interventies houden immers niet alleen voordeel maar ook risico's in, zoals bijwerkingen van (langdurig) geneesmiddelengebruik, complicaties van chirurgische ingrepen of bestraling, kans op falen van de gekozen therapie en kans op terugkeer van de aandoening.

Deze potentiële effecten moeten ook altijd worden beoordeeld in het licht van de persoonlijke situatie van de patiënt. In het geval van mevrouw De Roos gaat het niet alleen om de kans op en de grootte van het gewichtsverlies bij beide interventies, maar ook om de operatiemortaliteit en het risico op postoperatieve complicaties. Bovendien gaat het bij al deze elementen om kansen, dus moet een dergelijke patiënte met de behandelaar kiezen uit combinaties van onzekere uitkomsten, zonder het gevoel te krijgen mee te doen aan een potje medische Russische roulette.

Dit maakt het niet eenvoudig om met de patiënt op een begrijpelijke wijze te communiceren over deze individuele kansen en risico's. In het leven van alledag is heldere communicatie al niet altijd eenvoudig. Mocht je als arts – of als andere rechtsongeleerde – eens een notaris bezoeken, dan kan het goed zijn dat je deze notabele, ondanks dat je beiden vloeiend Nederlands spreekt, toch niet helemaal kunt volgen vanwege het gebezigde juridische jargon! Anekdotes over miscommunicatie tussen arts en patiënt zijn overbekend. Soms ontstaan misverstanden door het medische jargon, soms door een verkeerde inschatting van het begripsvermogen van de patiënt en soms eenvoudigweg door de manier van zeggen.

- Komt een patiënt bij de coassistent. 'Hebt u wel eens geel gezien?', vraagt de coassistent bij het zorgvuldig afnemen van de anamnese.

De patiënt antwoordt: 'Nou nee, dokter, alleen als ik iets te veel heb gedronken, kijk ik wel eens scheel.'
- Komt een patiënt bij de huisarts, die tijdens zijn anamnese aan een straf rokende patiënt de vraag stelt: 'Hoest u?', waarop de patiënt antwoordt: 'Uh..., nou nee, dokter.' Als de arts had gevraagd: 'Hoest u nog wel eens een enkel keertje?', had hij ongetwijfeld een ander antwoord gekregen, zoals: 'Zeker, dokter, de laatste tijd wel veel.'
- Komt een patiënt bij de internist, die zich afvraagt waarom de antibiotica die zij de patiënt à vier uur liet innemen zo weinig effect hebben, waarna blijkt dat de patiënt deze alleen om vier uur 's middags heeft ingenomen.

Van de moderne professional in de gezondheidszorg wordt verwacht dat hij de patiënt volgens wettelijke (WGBO) voorschriften zodanig informeert over de behandeling, hoe evident of onvermijdelijk ook, dat de patiënt *informed consent* kan geven. Wanneer er meerdere gelijkwaardige behandelopties zijn, moet de patiënt voldoende op de hoogte zijn van de voor- en nadelen van deze opties om betrokken te kunnen worden bij de behandelkeuze. Naast het voldoen aan wettelijke verplichtingen, ligt de waarde van duidelijke communicatie ook in de erkenning van de individuele informatiebehoefte en autonomie van patiënten over voor hen belangrijke zaken, in het bijzonder wanneer het gaat om kritieke momenten in hun bestaan.

Hulpverleners zijn over het algemeen onvoldoende getraind om de voor- of nadelen van een interventie in voor de patiënt begrijpelijke taal weer te geven. Bovendien worden uitspraken over kansen en risico's van behandelopties vaak niet voldoende specifiek gedaan. Wanneer men de grootte van een recidiefkans wil weergeven, wordt dit bijvoorbeeld aan patiënten zoals die uit deze casus vaak verwoord als: 'De kans dat de kilo's terugkomen, is vrij onwaarschijnlijk.' Of: 'We kunnen niet helemaal uitsluiten dat u later toch weer aankomt.' Of: 'De kans dat u definitief van het overgewicht bent verlost, is vrij groot.'

Op het eerste oog lijken deze uitspraken een vrijwel gelijke, geringe recidiefkans aan te geven. Artsen blijken echter dergelijke verschillende verbale termen te interpreteren als heel verschillende kansen, die variëren van 10 tot 55% (Timmermans, 1999). Dit zal bij de beschreven patiënte ongetwijfeld ook het geval zijn.

Daarnaast is de informatie die artsen verstrekken over een bepaalde aandoening niet uniform. Deze interdoktervariatie bleek uit een studie bij vaatchirurgen, die onderling verschillen voor wat betreft de informatie die zij hun patiënten gaven over een abdominaal aneurysma

(Knops, 2010). Dit beperkt de mogelijkheid van patiënten om daadwerkelijk informed consent te geven (Berman, 2008).

8.2 'Blaadjes' en 'plaatjes'

Er is (nog) geen universeel geaccepteerde methode om kansen en risico's te presenteren in een gemakkelijk te begrijpen vorm. Bovendien kan de beste methode per patiënt verschillen. Daarom zijn er tegenwoordig diverse communicatiemiddelen beschikbaar om de patiënt, behalve door je 'praatje', ook te voorzien van 'blaadjes' en 'plaatjes' om de relevante informatie beter te kunnen overbrengen (Ubbink, 2009; Trevena, 2006).

Hierna volgt een overzicht van de verbale en visuele mogelijkheden. We maken onderscheid tussen de situatie waarin slechts één behandeloptie voor de hand ligt en die waarin meerdere behandelingen voorhanden zijn. Voor middelen om de patiënt te helpen bij het maken van een keuze (zoals *decision aids*, die uitleg geven over de aard van de aandoening en de mogelijke behandelopties toelichten en assisteren bij het maken van een persoonlijke keuze), verwijzen wij naar hoofdstuk 6.

Communicatiehulpmiddelen bij één reële behandelmogelijkheid
Verbale middelen
Als er slechts één reële behandeloptie is, is het zinvol om de effecten hiervan zoveel mogelijk in concrete getallen uit te drukken. Zoals hierboven beschreven, zijn uitdrukkingen als 'u hebt maar een heel kleine kans op problemen na de operatie' nogal vaag en voor meerdere uitleg vatbaar. Het is duidelijker om te zeggen: '98 van de 100 patiënten zoals u gaan na de operatie zonder problemen naar huis.'

Een ander voorbeeld. De arts, die de patiënte uit bovengenoemde casus een antidepressivum voorschrijft en daarbij de belangrijkste bijwerking wil toelichten, zegt: 'Met dit middel heeft u 30% kans op seksuele problemen, zoals minder zin in seks.'

Een willekeurig percentage blijkt verrassend vaak niet te worden begrepen. In Duitsland (om Nederlanders de hand boven het hoofd te houden) bleek een derde van de ondervraagden niet de juiste betekenis van het begrip '30%' te kennen (Züddeutsche Zeitung, 31-21-1998). Zij dachten dat het hierbij ging om een derde of om 1 van de 30. Het is daarom niet verwonderlijk dat het noemen van een dergelijk percentage bij de patiënt voor meerdere interpretaties vatbaar is. Deze kan denken dat in 30% van de keren dat zij seks heeft, er iets mis zal gaan.

Beter is daarom te spreken van: '3 van de 10 patiënten die dit middel gebruiken, krijgen seksuele problemen.'

Visuele middelen
Om de risico's van een behandeling in perspectief te plaatsen, kan men deze vergelijken met alledaagse risico's (Adams, 2001). In figuur 8.1 is bijvoorbeeld te zien dat het 'heel kleine' risico op het niet wakker worden uit een narcose vergelijkbaar is met het risico op een dodelijk treinongeval als men een jaar lang elke dag met de trein zou reizen, of met het risico om te overlijden bij één keer bungeejumpen. Elk ander medisch risico (mits bekend) is op deze manier te relateren aan risico's die men loopt in het dagelijkse leven.

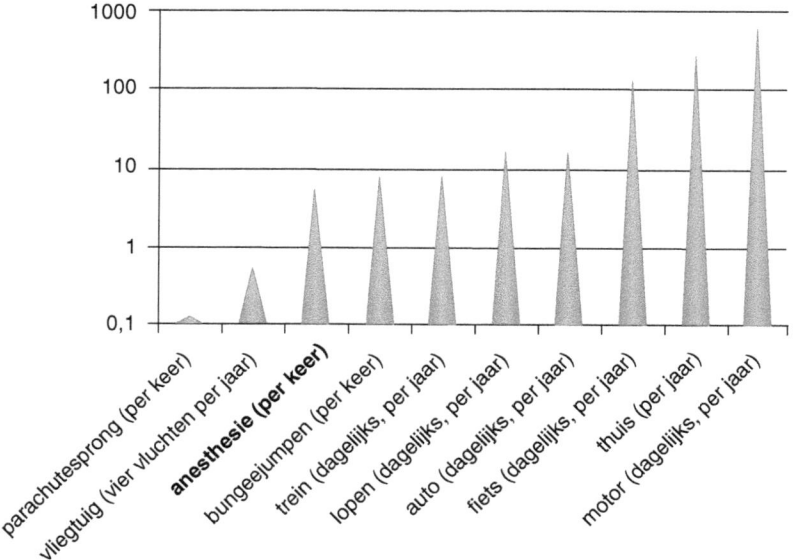

Figuur 8.1 Mortaliteitsrisico's per miljoen mensen voor diverse alledaagse risico's ten opzichte van anesthesie voor een operatie.

Communicatiehulpmiddelen bij meerdere behandelmogelijkheden
Verbale middelen
'De nieuwe derdegeneratieanticonceptiepil geeft een tweemaal zo hoog risico op trombose als de voorgaande generatie.'
Dit sensationele bericht in het nieuws leidde tot paniek onder de pilgebruikende vrouwen en legde windeieren voor de fabrikant. Bij nadere beschouwing blijkt het (absolute) risico op een trombosebeen echter circa 1 op de 7000 vrouwen, die een tweedegeneratiepil gebruiken, te zijn. Dit risico werd met de derdegeneratiepil verhoogd tot 2 op

de 7000. Hoewel er sprake is van een verdubbeling, is het risico nog steeds zeer, zeer gering!
Een ander voorbeeld. Van de 100 patiënten die het eerdergenoemde antidepressivum hadden gebruikt, waren er 70 na een halfjaar van hun depressie af, terwijl van de 100 vergelijkbare patiënten er 50 na cognitieve therapie waren genezen. Epidemiologen en artsen proberen de werkelijkheid beter te bevatten door deze uitkomsten te vereenvoudigen met behulp van een 2 x 2 tabel:

Tabel 8.1			
	genezen	niet genezen	
antidepressivum	70 A	30 B	100
cognitieve therapie	C 50	D 50	100
	120	80	200

Het relatieve risico (RR) wordt uitgedrukt als de kans op genezing in de ene behandelgroep (A/[A+B]) gedeeld door die in de andere behandelgroep (C/[C+D]). In dit geval is het RR dus 0,7 gedeeld door 0,5, ofwel 1,4. In woorden uitgedrukt heeft de patiënt dus 1,4 maal zoveel kans om te genezen met een antidepressivum dan met cognitieve gedragstherapie. Soms wordt ook gebruikgemaakt van de relatieve risicoreductie (RRR), namelijk de bereikte risicoreductie met de ene behandeling ten opzichte van het alternatief: met andere woorden: een 40% toename van de kans op genezing met het antidepressivum ten opzichte van cognitieve gedragstherapie. Dit percentage klinkt heel aantrekkelijk, maar is afhankelijk van het achtergrondrisico. Als dit risico, zoals bij trombose door pilgebruik, zeer laag is, is een toename van 40% in absolute zin nog steeds gering!
Als artsen al meer moeite hebben met het interpreteren van relatieve, conditionele kansen dan van absolute kansen (Gigerenzer, 2003), hoe zouden patiënten zulke kansen dan moeten begrijpen? De absolute risicoreductie (ARR), ofwel het risicoverschil, is daarvoor een geschiktere maat. Dit wordt berekend als A/[A+B] minus C/[C+D], in dit geval dus 20/100 (0,2 of 20%). In woorden betekent dit dat met een antidepressivum 20 per 100 patiënten meer worden genezen dan met cognitieve gedragstherapie. Deze parameter is goed bruikbaar als verbaal hulpmiddel om de verschillen tussen twee behandelopties aan patiënten uit te leggen: 'Dit middel helpt 7 van 10 patiënten zoals u van

de depressie af, terwijl cognitieve gedragstherapie bij 5 van de 10 patiënten werkt. Dat scheelt dus 2 op de 10.'

De waarde van de ene ten opzichte van een andere behandeling is ook weer te geven als het *Number Needed to Treat* (NNT). Dit is eenvoudig te berekenen als 1/ARR (dus hier: 5) en stelt het aantal patiënten voor dat behandeld moet worden met het antidepressivum om één extra depressie succesvol te behandelen. Mutatis mutandis is ook het *Number Needed to Harm* (NNH) uit te rekenen wanneer het gaat om een nadelig effect. De NNT en NNH zijn echter vooral inzichtelijk voor artsen en beleidsmakers om de voor- en nadelen van een behandeling te interpreteren en niet altijd geschikt als verbaal hulpmiddel voor de communicatie met patiënten.

Visuele middelen
Omdat mensen vaak visueel zijn ingesteld, is het goed om dergelijke kansen en risico's te illustreren met grafische hulpmiddelen (Edwards, 2002). Deze zijn bovendien mee te geven aan de patiënt, die zelden alles en soms verkeerd onthoudt van wat er is besproken. Een grafisch hulpmiddel is een eenvoudig blaadje met 100 poppetjes waarop je met verschillende kleuren markeerstiften alle (combinaties van) voor- en nadelen van een behandeling kunt aangegeven. Dit is te zien in figuur 8.2. In dit voorbeeld worden de voor- en nadelen van het antidepressivum weergegeven.

We stellen dat het risicoverschil voor de effectiviteit ten opzichte van cognitieve gedragstherapie 0,2 (20%) is en het risicoverschil op seksuele problemen als bijwerking 0,3 (30%). Als we voor het gemak uitgaan van 100 patiënten die met het antidepressivum worden behandeld, zullen van de 20 patiënten die meer baat hebben bij het antidepressivum er 6 (0,2 x 0,3) bijwerkingen hebben, 14 niet. Van de 80 patiënten die geen baat hebben bij het antidepressivum, zal ook 30% (dus 24 patiënten) bijwerkingen ervaren. Het merendeel van de patiënten (56) zal noch extra baat, noch extra bijwerkingen ondervinden. Dergelijke plaatjes zijn ook commercieel leverbaar (Paling, 2003).
Een andere mogelijkheid om kansen en risico's grafisch weer te geven, is via een natuurlijke frequentieboom (Hoffrage, 2000). Dit kunnen we illustreren door de twee genoemde operatietechnieken (open verticale gastroplastiek versus laparoscopisch aanbrengen van een verstelbare maagband) te vergelijken voor morbide obesitas zoals in de casus.
Uit een *Cochrane systematic review* bleek 25% van de patiënten na drie jaar veel baat (>50% reductie van het overgewicht) te hebben gehad bij het maagbandje versus 63% van de patiënten met een maagver-

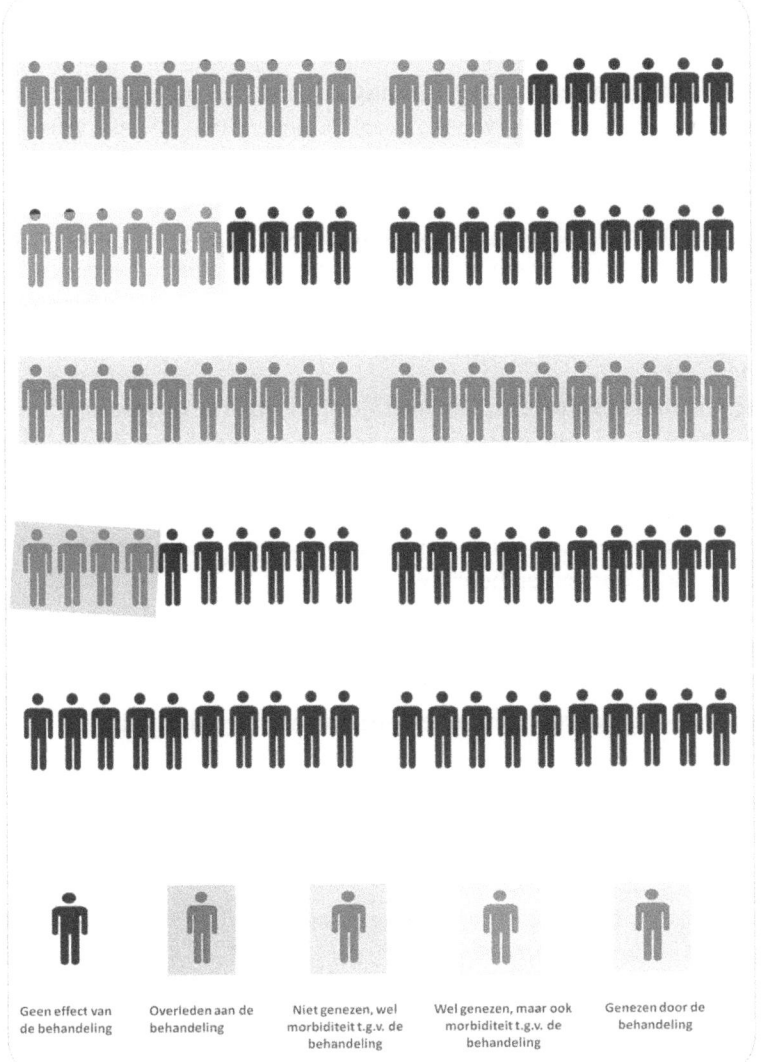

Figuur 8.2 Formulier waarop de kansen en risico's van een behandeling (antidepressivum) ten opzichte van het alternatief (cognitieve gedragstherapie) tegelijk kunnen worden weergegeven. Donkergrijs gearceerd zijn de 24 van de 100 patiënten die baat hebben bij het antidepressivum zonder bijwerkingen, lichtgrijs de 6 patiënten met baat, maar ook met bijwerkingen en middengrijs de 14 patiënten die geen baat, maar wel bijwerkingen zullen ervaren ten opzichte van cognitieve therapie. De overige 56 (ongearceerde) poppetjes geven de patiënten aan die geen extra baat of bijwerkingen zullen hebben. Zie voor een kleurenafbeelding de omslagillustratie van dit boek.

kleining (Colquitt, 2009). Dit betekent een (absoluut) risicoverschil van 0,38 (38%) ten gunste van de maagverkleining. Daartegenover stonden meer postoperatieve complicaties die opnieuw een operatie nodig maakten na een maagverkleining (33,3%) dan na een maagband (11,5%); een risicoverschil van 0,22 (22%). Bovendien overleed 4% van de patiënten als gevolg van de maagverkleiningsoperatie, maar niemand die een maagband kreeg. Deze cijfers kunnen worden gebruikt om het schema in te vullen van figuur 8.3 om de verschillende mogelijke uitkomsten weer te geven. De aantallen patiënten worden op dezelfde wijze berekend als in figuur 8.2. Zo kan men laten zien dat wanneer men bij 1000 patiënten een open verticale gastroplastiek uitvoert, er:

- 40 patiënten (4%) meer zullen overlijden dan bij het plaatsen van een maagbandje, dus alleen nadeel van deze operatie zullen hebben;
- 285 patiënten (29%) het voordeel zonder het nadeel van de maagverkleining zullen hebben;
- 80 patiënten (8%) wel het voordeel, maar ook het nadeel van de maagverkleining zullen hebben;
- 131 patiënten (13%) het nadeel zonder het voordeel van de maagverkleining zullen hebben;
- bijna de helft van de patiënten (46%) noch voordeel noch nadeel heeft van de maagverkleining ten opzichte van het maagbandje.

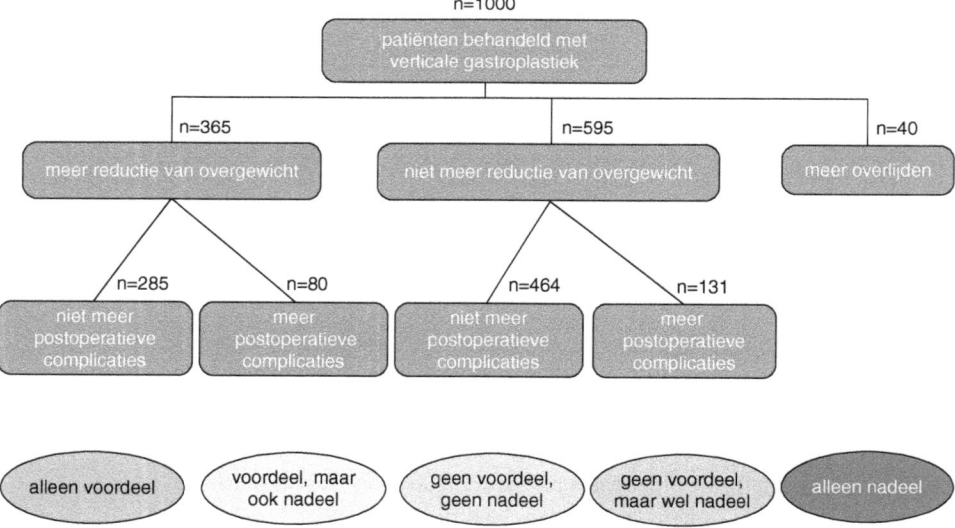

Figuur 8.3 *Natuurlijke frequentieboom van mogelijke uitkomsten wanneer 1000 patiënten wegens morbide obesitas zouden worden behandeld met een open verticale gastroplastiek ten opzichte van de uitkomsten van het plaatsen van een maagbandje.*

Lastiger is het als de uitkomstmaat niet een dichotome (wel of geen genezing of bijwerkingen), maar een continue maat is (hoeveelheid gewichtsverlies). Dan kan immers geen bijbehorende RR of ARR worden uitgerekend. In dergelijke gevallen moet men volstaan met het weergeven van de absolute getallen, meestal in de vorm van gemiddelde of mediane waarden, bijvoorbeeld: 'Uit onderzoek blijkt dat de maagverkleining bij patiënten zoals u na vijf jaar een gewichtsverlies van gemiddeld 43 kilogram geeft en het maagbandje gemiddeld 35 kilogram.'

Valkuil in de communicatie; 'framing'

Wat dokters hun patiënten vertellen en hoe zij dit doen, kan soms misleidend zijn. In de helft van alle *systematic reviews* gepubliceerd in gerenommeerde medische tijdschriften worden alleen relatieve risico's of *odds ratios* genoemd (Gigerenzer, 2010). Bovendien worden voordelen van een behandeling vaker als relatieve risicoreductie weergegeven (dat staat immers indrukwekkender) en de nadelige effecten als absoluut risicoverschil en/of een NNH.

Stel, het plaatsen van een maagbandje leidt bij 10% van de patiënten niet tot de gewenste gewichtsreductie, terwijl dit na een maagverkleiningsoperatie bij slechts 5% van de patiënten gebeurt. Dit is weer te geven als een RRR van 'maar liefst' 50%. Als tengevolge van diezelfde maagverkleining het risico op een pneumonie 10% is ten opzichte van 5% bij een maagbandje, is dit weer te geven als een absolute risicotoename van 'slechts' 5%, hoewel het om een verschil van dezelfde orde van grootte gaat.

Deze verschillende manieren van presenteren van behandeleffecten kan – al dan niet moedwillig – grote invloed hebben op de uiteindelijke keuze. Het gebruiken van een tweedegeneratie- in plaats van een derdegeneratiepil geeft een RRR van 50% (half zoveel risico op trombose bij de tweedegeneratiepil). Dit geeft hetzelfde effect weer als de bijbehorende ARR van 0,00014 (1/7000)! Van deze wijze van presenteren wordt door reclamemakers en de farmaceutische industrie dankbaar gebruikgemaakt.

8.3 Communicatiehulpmiddelen en risicocommunicatiestrategie

De meeste artsen realiseren zich vandaag de dag het belang van adequate voorlichting aan hun patiënten op grond van wettelijke, maatschappelijke en intermenselijke verplichtingen. Minder vaak zijn zij zich echter bewust van de effecten die verschillende manieren van communiceren van kansen en risico's van de behandelingen hebben op het begrip, de perceptie en de keuzes van de patiënt. In de toekomst zullen voor het praten met patiënten meer en betere communicatiehulpmiddelen beschikbaar komen. Dit zal artsen helpen om patiënten efficiënter te informeren gezien hun schaarse tijd en het soms beperkte bevattingsvermogen van de patiënt, zeker wanneer het om ingrijpende behandelingen of levensbedreigende aandoeningen gaat. Voor elke patiënt zal een ander praatje, blaadje of plaatje het meest informatief zijn. De arts moet daarom een voldoende groot arsenaal van deze hulpmiddelen ter beschikking hebben en beheersen.

Anderzijds stelt niet elke patiënt het op prijs om uitgebreid te worden geïnformeerd over alle risico's en kansen. Gedetailleerde voorlichting over onzekerheid rond de behandelkeuzes kan leiden tot verminderde tevredenheid bij de patiënt, die met een extra probleem wordt opgezadeld. Naast de feiten heeft de patiënt ook behoefte aan het advies van een gerespecteerde deskundige bij het nemen van een moeilijke beslissing en spelen emoties een belangrijke rol. Dit is vooral het geval als de patiënt de cijfers moeilijk kan begrijpen.

Dit betekent dat het begrijpen en communiceren door de arts van de kansen en risico's van behandelopties belangrijk, maar nog niet genoeg is. Hoe de (onzekerheid rond de) behandelkeuze het beste kan worden besproken en in welke mate de patiënt het beste in de besluitvorming betrokken kan of zelfs moet worden, blijft een onderwerp van discussie en onderzoek (Politi, 2007). Hetzelfde geldt voor de manieren waarop hulpverleners ertoe gebracht kunnen worden om *shared decision making* toe te passen (Légaré, 2010). Behalve training van hulpverleners kan het gebruik van decision aids hierbij behulpzaam zijn. *Evidence-based medicine* omvat niet alleen het gebruik van het best beschikbare bewijsmateriaal, maar ook het rekening houden met de voorkeuren en situatie van de patiënt. De kwintessens hierbij blijft het betrekken van de patiënt in de mate en vorm die hij of zij wenst. Het kennen en toepassen van diverse strategieën voor risicocommunicatie zijn daarom essentieel voor een goede kwaliteit van zorg die de patiënt van ons verwacht.

> **Tips voor de communicatie van medische risico's en kansen**
> Om de risico's en kansen van één behandeloptie weer te geven:
> - Gebruik voor meer duidelijkheid: '20 van de 100 patiënten zoals u...' in plaats van '20% van de patiënten....'
> - Vergelijk medische risico's met alledaagse risico's, bijvoorbeeld: 'Het risico om te overlijden aan de narcose is vergelijk-

baar met het risico om te overlijden bij een keertje bungeejumpen of door een treinongeluk als u dagelijks treint.'
- Maak gebruik van visuele hulpmiddelen, zoals het 'poppetjespalet' in figuur 8.2.

Om verschillen tussen twee behandelopties aan patiënten uit te leggen:
- Gebruik absolute risico's (risicoverschil; bijvoorbeeld: 'Met behandeling A zullen 2 van de 100 patiënten een nadelig effect ondervinden, terwijl met behandeling B maar 1 van de 100.'), in plaats van relatieve risico's (RR; bijvoorbeeld: 'U hebt met behandeling A tweemaal zoveel risico op een nadelig effect.').
- Maak gebruik van visuele hulpmiddelen, zoals de natuurlijke frequentieboom in figuur 8.3 of een decision aid.

8.4 Terug naar de casus

Om de vragen van mevrouw De Roos zo goed mogelijk te beantwoorden, nam ik de frequentieboom uit figuur 8.3 stap voor stap met haar door. Zij schrok toch wel behoorlijk van de risico's van chirurgische maagverkleining: ongeveer een kwart van de patiënten blijkt meer nadeel ervan te zullen ondervinden (qua complicatie- en overlijdensrisico's), terwijl ze daar juist het meest huiverig voor was. Bovendien zou ze meer dan 50% kans hebben om er niet beter mee af te zijn. Om deze reden zag zij toch af van de maagverkleining.

In plaats daarvan besloten we samen haar door te verwijzen voor een maagbandje, maar tegelijkertijd met de diëtiste weer serieus naar haar voedingspatroon te kijken. Want met een maagbandje word je niet automatisch slank. Daarom is het van belang een draaglijk dieet te volgen. Dan kan mevrouw De Roos in een tempo van een halve kilo in de week ongeveer twee derde van haar overgewicht kwijtraken. Ook heb ik haar op het hart gedrukt onmiddellijk terug te komen als er problemen zijn. Misselijkheid en overgeven willen nog wel eens voorkomen en een geval als dat van de vrouw met maagbandje die alleen nog maar ijs binnen kon houden en daardoor in plaats van af te vallen 20 kilo zwaarder werd, willen we niet meemaken.

Mevrouw De Roos kreeg haar maagbandje (overigens gelukkig zonder postoperatieve complicaties, waarmee ze tot de 30% van de patiënten behoort die alleen voordeel van deze ingreep hebben ten opzichte van een maagverkleining) en een goed werkend dieet. Een jaar later liep ze weer volmaakt tevreden van tafeltje naar tafeltje door haar restaurant voor een gezellig praatje met haar gasten.

Referenties

Adams AM, Smith AF. Risk perception and communication: recent developments and implications for anaesthesia. Anaesthesia. 2001;56:745-55.

Berman L, Curry L, Gusberg R, Dardik A, Fraenkel L. Informed consent for abdominal aortic aneurysm repair: The patient's perspective. J Vasc Surg. 2008;48(2):296-302.

Colquitt JL, Picot J, Loveman E, Clegg AJ. Surgery for obesity. Cochrane Database of Systematic Reviews. 2009, Issue 2. Art. No.: CD003641.

Edwards A, Elwyn G, Mulley A. Explaining risks: turning numerical data into meaningful pictures. BMJ. 2002;324(7341):827-30.

Gigerenzer G, Edwards A. Simple tools for understanding risks: from innumeracy to insight. BMJ. 2003;327:741-4.

Gigerenzer G, Wegwarth O, Feufel M. Misleading communication of risk. BMJ. 2010;341:c4830.

Hoffrage U, Lindsey S, Hertwig R, Gigerenzer G. Medicine. Communicating statistical information. Science. 2000;290(5500):2261-2.

Knops AM, Ubbink DT, Legemate DA, de Haes JC, Goossens A. Information communicated with patients in decision making about their abdominal aortic aneurysm. Eur J Vasc Endovasc Surg. 2010;39(6):708-13.

Légaré F, Ratté S, Stacey D, Kryworuchko J, Gravel K, Graham ID, Turcotte S. Interventions for improving the adoption of shared decision making by healthcare professionals. Cochrane Database Syst Rev. 2010;5:CD006732.

Paling J. Strategies to help patients understand risks. BMJ. 2003;327:745-8.

Politi MC, Han PK, Col NF. Communicating the uncertainty of harms and benefits of medical interventions. Med Decis Making. 2007;27(5):681-95.

Timmermans DR. What clinicians can offer: Assessing and communicating probabilities for individual patient decision making. Horm Res. 1999;51(Suppl 1):58-66.

Trevena LJ, Davey HM, Barratt A, Butow P, Caldwell P. A systematic review on communicating with patients about evidence. J Eval Clin Pract. 2006;12(1):13-23.

Ubbink DT, Knops AM, Legemate DA, Bossuyt PM, Haes JC de, Goossens A. Kiezen tussen verschillende behandelopties; hoe informeer ik mijn patiënt? Ned Tijdschr Geneeskd. 2009;153:B344.

9 Genetisch is profetisch?

Hoe om te gaan met erfelijke belasting

Prof. dr. Nicoline Hoogerbrugge
Dr. Rosella Hermens

Casus

'Dokter, krijg ik nu ook kanker?'
'Dokter, krijg ik nu ook kanker?' Met deze vraag kwam ik een paar jaar geleden naar het UMC St Radboud, ik was toen 26. Toen ik elf jaar was, overleed mijn moeder op 42-jarige leeftijd aan borstkanker. Twee tantes, zussen van mijn moeder, kregen ook borstkanker, net als andere vrouwen in de familie.
Ik vroeg me af of ik de volgende was die borstkanker zou krijgen. En ik wist wat borstkanker betekent. Ik had de ziekte als meisje te vaak van dichtbij meegemaakt. Bij mij werd inderdaad een erfelijke aanleg voor borstkanker gevonden.

De bovengenoemde ik-persoon bleek drager van een BRCA1-mutatie. Dit betekent dat er een mutatie in één van haar genen van het DNA is ontdekt. Deze verandering gaat gepaard met een risico op een mammacarcinoom vóór het 70ste jaar van maximaal 80%. Dit is zes tot acht maal verhoogd ten opzichte van een willekeurige vrouw in de bevolking, die een risico van ongeveer 12% heeft om ooit in haar leven een mammacarcinoom te krijgen. Tevens is er een risico op een ovariumcarcinoom vóór het 70ste jaar van maximaal 60%. Ook dit is een sterk verhoogd risico ten opzichte van een willekeurige vrouw in de bevolking, die een risico van 1,5% heeft om een ovariumcarcinoom te ontwikkelen. De gemiddelde leeftijd van vrouwelijke BRCA1-mutatiedragers bij het krijgen van een mammacarcinoom is ongeveer 40 jaar, bij het ovariumcarcinoom is dit 50 tot 55 jaar. Deze vrouwen zijn dus gemiddeld tien tot vijftien jaar jonger bij het stellen van deze diagnoses dan de rest van de Nederlandse bevolking.

Gezonde mensen met een BRCA1-mutatie krijgen vanaf 25-jarige leeftijd intensieve controles aangeboden voor de vroege opsporing van een mammacarcinoom. Zij kunnen ook kiezen voor een preventieve mastectomie met of zonder reconstructie van de borsten.

Vanaf 35-jarige leeftijd volgt een consult bij de gynaecoloog en het advies om rond het 40ste jaar een (preventieve) adnexextirpatie uit te voeren. Het risico op een ovariumcarcinoom is daarna heel erg klein en het risico op een mammacarcinoom halveert, wanneer de ovaria en tubae voor de overgang worden verwijderd. Echter, voor zowel de arts als de BRCA1-drager is het geen eenvoudige beslissing om wel of niet preventief organen te (laten) verwijderen. Het is een beslissing die gepaard gaat met veel stress en onzekerheid: wat betekenen de risico's op het ontstaan van nieuwe tumoren precies, wat is de kans op welke bijwerkingen van eventuele behandelingen en wat zijn de overlevingskansen voor beide opties? Zo is bijvoorbeeld het vroegtijdig verwijderen van ovaria geassocieerd met een verhoogd risico op osteoporose en hart- en vaatziekten, en zal ook de kwaliteit van leven negatief kunnen worden beïnvloed doordat vroegtijdig de postmenopauzale periode intreedt met mogelijke klachten van opvliegers en minder zin in seks.

Na deze ontdekking werden bij mij regelmatige borstkankercontroles ingesteld, met een MRI van de borsten waaraan volgens plan vanaf mijn 30ste ook jaarlijkse mammografie zou gaan worden toegevoegd, maandelijkse zelfcontroles en regelmatig lichamelijk onderzoek door een specialist. Toen ik op de jonge leeftijd van 28 jaar daadwerkelijk borstkanker kreeg, werd dit in een vroeg stadium ontdekt, iets wat waarschijnlijk niet was gebeurd als ik niet had geweten dat ik hiervoor een erfelijke aanleg had. Je verwacht toch geen borstkanker op je 28ste?

Ik was enkele maanden voor het vaststellen van de borstkanker bevallen van mijn eerste kind. Mijn borstkanker had sparend behandeld kunnen worden, maar ik koos vanwege mijn BRCA1-mutatie voor verwijdering van beide borsten. Tegen het advies van mijn behandelaar in, krijg ik in de jaren volgend op mijn borstkankerbehandeling nog twee kinderen. Op 35-jarige leeftijd vind ik dat mijn gezin compleet is en overweeg ik preventieve eierstokverwijdering.

Mijn twee jaar jongere zus wil voorlopig niet weten of zij drager is van een BRCA1-mutatie, en wil ook nog geen controles op borstkanker laten verrichten.

9.1 Erfelijke belasting en besef

Wat in deze casus het meest in het oog springt, is dat de ik-persoon zelf aan de medische bel is gaan trekken. Doordat haar moeder op jonge leeftijd overleed aan borstkanker en ook andere vrouwen in de familie, onder wie twee zussen van haar moeder, borstkanker kregen, is bij haar het lampje gaan branden dat ze zelf ook deze vorm van kanker zou kunnen krijgen. Ze heeft gelukkig zelf deze relatie gelegd. Er is namelijk niemand die haar er op attendeert dat ze zich kan laten onderzoeken of ze misschien erfelijk belast is. Achteraf had iemand haar daar best op mogen wijzen, denk je dan als behandelend arts. Hoewel het ook zeer begrijpelijk is dat dit niet gebeurt, want het is al lang geleden dat de moeder van de ik-persoon ziek werd. En wat wisten we toen nog weinig over erfelijkheid en kanker.

Als je je in het dagelijks leven niet bezighoudt met de mogelijkheid dat je borstkanker kunt krijgen en er is niemand die het tegen je zegt, kan het lastig zijn om zelfs maar aan zoiets te denken. Voor de ik-persoon is het een geluk bij een ongeluk geweest dat ze zelf op het idee kwam om naar een klinisch geneticus te gaan en de concrete vraag te stellen: 'Dokter, krijg ik nu ook kanker?'
Toen ze na onderzoek wist dat ze erfelijk was belast, was ze op het moment van de diagnose borstkanker er op tijd bij. Dit had in deze situatie niet beter gekund, anders was haar prognose zeer waarschijnlijk veel slechter geweest. Haar alertheid op de mogelijkheid van het bestaan van erfelijke borstkanker in de familie heeft haar misschien wel het leven gered.

9.2 Keuzes maken van levensbelang

Deze casus heeft dilemma's in overvloed, niet alleen voor de behandelend arts, maar juist ook voor patiënte zelf.
Voor de ik-persoon betekende het feit dat ze drager van een BRCA1-mutatie bleek te zijn, dat ze op jonge leeftijd keuzes moest gaan maken, die van levensbelang waren.
Een van de eerste dilemma's voor de BRCA1-mutatiedraagster was het kiezen tussen regelmatige controles of een preventieve mastectomie van beide borsten.
Na de diagnose borstkanker stond ze voor een ander dilemma: ga ik voor een lumpectomie, een ablatio van één borst of van beide borsten? Dat zijn grote vraagstukken voor elke vrouw, laat staan voor een jonge vrouw van 28.

Het derde moeilijke dilemma was de beslissing of ze wel of niet opnieuw zwanger wilde worden nadat borstkanker bij haar werd gediagnosticeerd. Zwangerschap kan namelijk een groot risico voor een patiënte vormen, omdat de kanker zich dan in sterke mate kan ontwikkelen onder invloed van de hormoonproductie. Hormoongevoeligheid van borstkanker wordt standaard onderzocht. De borstkanker van de ik-persoon was niet hormoongevoelig, maar werd wel ontdekt vlak na haar eerste zwangerschap. Het is daarom niet helemaal duidelijk of er een relatie is tussen dit mammacarcinoom en haar recente zwangerschap.

Nog een probleem speelde bij de ik-persoon op 35-jarige leeftijd toen zij de wens uitsprak voor een preventieve ovariëctomie. Dit staat haaks op het medisch advies dat aangeeft dit (in deze situatie) pas rond het 40ste levensjaar te laten doen. Een vroegtijdige ovariëctomie kan namelijk nadelige gevolgen hebben zoals osteroporose, een hoger risico op hart- en vaatziekten en postmenopauzale klachten.

Ook een lastig vraagstuk voor de ik-persoon was het feit dat haar zus niet wil weten of ze erfelijk is belast. De keuze die de ik-persoon op 26-jarige leeftijd heeft gemaakt met het erfelijkheidsonderzoek bij haar zelf, heeft duidelijk gemaakt dat haar moeder een erfelijke vorm van borstkanker heeft gehad en dus dat haar zus een risico heeft van 50% op BRCA1-mutatiedragerschap. Een confronterende wetenschap voor iemand die geen erfelijkheidsonderzoek wenst. Hoe ga je daar als zus mee om? Zij heeft uiteraard het recht om haar eigen DNA-uitslag niet te willen weten en dat is een groot recht, maar tevens een groot dilemma.

Voor de behandelend arts speelt het dilemma hoe je lastige berichten over kansen en risico's van een bepaalde beslissing aan de patiënt duidelijk maakt. Het kan voor sommige mensen moeilijk zijn om de abstracte materie van kansen en risico's goed te interpreteren. Dit vraagt van de behandelaar een vertaalslag, zodat elke patiënt deze kan begrijpen.
Als arts moet je zoeken naar de juiste weg hoe je uitleg geeft aan een 26-jarige kerngezonde vrouw die draagster is van een BRCA1-mutatie dat zij 60 tot 80% risico heeft om voor haar 70ste jaar borstkanker te krijgen. Het risico dat zij het komend jaar borstkanker krijgt, is namelijk slechts 0,1%. En als ze gezond 45 wordt, is haar risico in dat levensjaar 4,5%, terwijl na haar 50ste dit risico weer gaat dalen naar 2,5% risico op borstkanker per jaar. Echter, dan stijgt wel weer het

risico op niet-erfelijke borstkanker. Hoe leg je dit begrijpelijk uit? De communicatie tussen arts en patiënt over kansen en risico's met betrekking tot genetisch bepaalde aandoeningen vormt de basis voor alle belangrijke beslissingen.

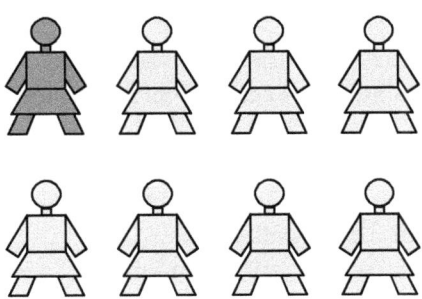

- 1 op 8 vrouwen krijgt borstkanker
- risico op borstkanker: 12,5%

Figuur 9.1 *Uitleg voor de Nederlandse vrouw over een risico van 12% op borstkanker.*

Het is voor artsen steeds weer een zoektocht naar de juiste manier om iemand te vertellen dat zij elk jaar een stukje meer risico heeft om borstkanker te krijgen. Een vergelijking met het weerbericht kan bij een patiënt soms verhelderend werken. Als het weerbericht voor morgen 70% kans op regen meldt, betekent het echt niet dat het morgenochtend om zeven uur daadwerkelijk regent of dat het die dag gaat regenen. Dus als je 70% risico hebt op het krijgen van borstkanker, dan krijg je het echt niet meteen de volgende dag.

Een ander dilemma dat voor een behandelend arts kan spelen, is de worsteling bij het geven van adviezen. Zeker als het bijvoorbeeld gaat om een advies uit te brengen of patiënte beter wel of niet zwanger kan raken na de diagnose borstkanker. Hoe maak je duidelijk wat de risico's voor haar zijn en in hoeverre kun je iets wel of niet adviseren?

De ik-persoon heeft, na alles overwogen te hebben, uiteindelijk zelf de knoop doorgehakt en besloten om haar gezin uit te breiden. Als behandelaar ben je in dit geval misschien het meest kritisch, omdat niet duidelijk is hoe groot het risico op borstkanker precies is als ze zwanger zou raken.

Bij dilemma's over preventieve maatregelen, waarmee de patiënt te maken krijgt, is het een afweging waard om als behandelaar na te gaan hoe de patiënt zelf tegen de kwestie aankijkt.
Veel patiënten vragen de arts om hen te helpen om de juiste beslissing te nemen, maar een arts kan dikwijls niet voor de patiënt beslissen. Een beslissing in de keuze tussen preventieve, intensieve borstcontroles en een preventieve ablatio is bijna nooit goed of fout, het gaat er om dat je in die specifieke situatie de beste beslissing neemt. Maar dat kan een patiënt niet alleen en zoals gezegd, een arts kan de beslissing niet nemen voor de patiënt.
Daarom moeten arts en patiënt samen de gegevens die bekend zijn over de diagnose en behandeling én de argumenten die er liggen op een rijtje zetten, zodat je samen naar een weloverwogen keuze toe kunt groeien (shared decision). Er zijn in deze keuze voor preventieve maatregelen meestal geen harde medische argumenten om als arts het een of het ander wel of niet te adviseren.
Het belangrijkste in deze situatie is het proces naar die gezamenlijke beslissing toe. Het is optimaal als patiënt en arts er beiden achter kunnen staan.

9.3 Kankerpreventie, alertheid en shared decision making

Kankerpreventie, dat is wat er nu en in de toekomst moet gebeuren. Daarvan zijn verschillende manieren bekend: niet roken, gezond eten, veel bewegen, weinig zonnebaden, vaccinatie (zoals voor baarmoederhalskanker) en denken aan erfelijkheid. En vooral dat laatste moet zo goed en veel mogelijk via de informatiekanalen onder de aandacht van mensen worden gebracht. De hoop is daarom gevestigd op de activiteiten van patiëntenverenigingen (bijvoorbeeld de Nederlandse Federatie van Kankerpatiëntenorganisaties), de universitair medische centra, met in het bijzonder de afdelingen klinische genetica en instanties als KWF Kankerbestrijding, het Erfocentrum, de Stichting ter Opsporing Erfelijke Tumoren en Pink Ribbon.

Door mensen meer bewust te maken van het bestaan van erfelijke kanker, kan veel leed worden voorkomen. De casus spreekt wat dat betreft boekdelen. Op www.erfelijkekanker.nl zijn twee informatiefilms geplaatst voor iedereen (patiënten, familieleden en zorgverleners) die zich afvraagt of het risico bestaat op erfelijkheid van borstkanker of darmkanker in de familie. Deze films geven meer kennis van zaken over erfelijke borst- en darmkanker, net zoals de schriftelijke informatie op websites als www.umcn.nl/erfelijkeborstkanker.

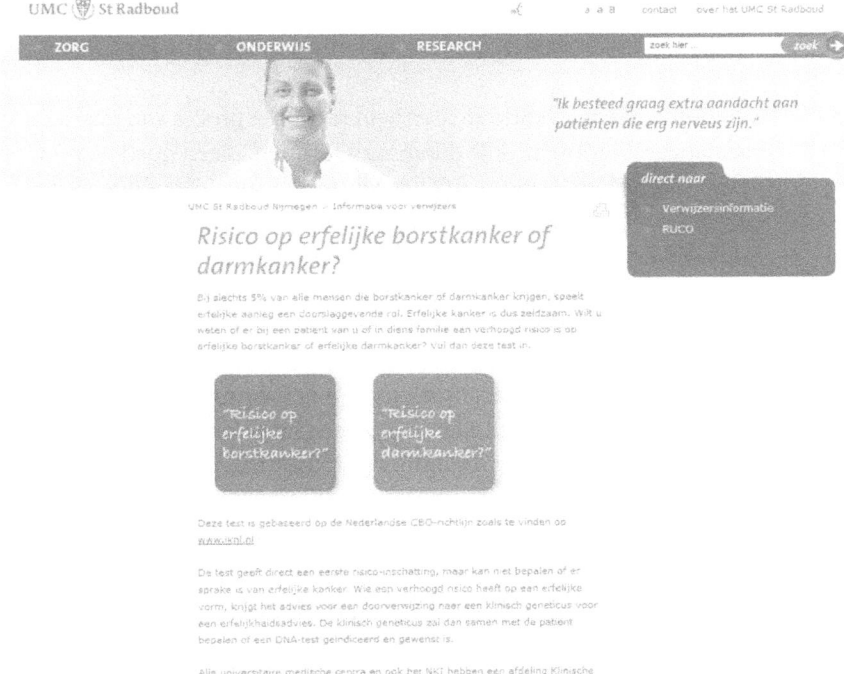

Figuur 9.2 *Voor artsen is een online-test beschikbaar om na te gaan of er een reden is voor verwijzing voor erfelijkheidsadvies door een klinisch geneticus: www.umcn.nl/verwijzers*

Verder is er alertheid nodig van medisch specialisten en huisartsen voor de mogelijke erfelijkheid van carcinomen. Zowel een familieverhaal als een ongebruikelijk jonge diagnoseleeftijd kan de aanleiding zijn om een erfelijke oorzaak op te nemen in de differentiaaldiagnose. Op www.umcn.nl/verwijzers zijn twee risicotests geplaatst waarmee een arts samen met de patiënt kan nagaan of er een (sterk) verhoogd risico is op een erfelijke vorm van borstkanker of darmkanker en daarmee een reden voor een verwijzing naar een klinisch geneticus. Soms is er geen sterk verhoogd risico op erfelijke kanker, maar wel een matig verhoogd familiair risico op kanker. Een matig verhoogd risico is geen reden voor doorverwijzing naar een klinisch geneticus maar wel voor regelmatige borst-of darmcontroles (bij borstkanker met name voodat het reguliere bevolkingsonderzoek begint). Hiermee kunnen eventuele afwijkingen vroegtijdig opgespoord en behandeld worden. De risicotests en de informatiefilms zijn ontwikkeld op initiatief van de schrijvers. Bij huisartsen en medisch specialisten ligt ook de taak om de beschikbare informatie voor iedereen toegankelijk te maken en intensief voorlichting te geven. Idealiter zou er continu aandacht voor het fenomeen erfelijke kanker moeten bestaan. Dus voor de films, websites en risicotest mag meer reclame worden gemaakt.

Behalve kankerpreventie en alertheid moet het proces van *shared decision making* goed verlopen. Alle dilemma's kunnen alleen goed worden opgelost, als de beslissingen door patiënt én arts weloverwogen worden genomen, zodat ze er samen achterstaan. Echter, op dit moment beschikken nog niet alle artsen over de vaardigheden om optimale shared decision making toe te passen. Een keuzehulp kan hierbij systematische ondersteuning bieden. Een keuzehulp vergelijkt behandelopties getalsmatig op risico's op het ontstaan van nieuwe tumoren, bijwerkingen van behandelingen en overleving, met informatie die toegespitst is op de patiënt. Zo vermindert een keuzehulp onzekerheid rondom de beslissing, bevordert het de zelfbeschikking van de patiënt, en verhoogt het de kennis over de medische keuze. Dit zijn belangrijke resultaten voor de patiënt, die zodoende zijn eigen leven beter kan vormgeven.

Ook Zorg 2.0 zou kunnen worden ingezet om het proces van optimale gezamenlijke besluitvorming bij moeilijke keuzes rondom erfelijkheid te bevorderen. Zorg 2.0 staat voor een meer gelijkwaardige verhouding tussen professional en patiënt waarbij ook de vele mogelijkheden en ontwikkelingen van internet worden toegepast. Door informatie-uitwisseling, samenwerking en netwerkvorming kunnen mensen een 'betere patiënt', maar ook een 'betere professional' zijn. Een beter geïnformeerde patiënt is een meer gelijkwaardige partner bij moeilijke beslissingen over preventieve behandelingen, zoals in de casus. Hieraan zou in het onderwijs aan de geneeskundestudenten, maar ook in de nascholing van medisch specialisten meer aandacht moeten worden besteed.

Dat genetisch wellicht profetisch is, wil nog niet zeggen dat elke patiënt in een bepaalde situatie hetzelfde zal denken, beslissen en handelen als de ik-persoon in de casus heeft gedaan.
Met het schrikbeeld van de dood van haar moeder op het netvlies gebrand, wilde ze alles weten en koos zij voor preventieve behandelingen. Een gelukkige keuze, zo is gebleken.

Haar zus, met waarschijnlijk het identieke schrikbeeld, wil echter niets weten en dat is haar goed recht. Iedereen heeft zo zijn eigen persoonlijke overwegingen om tot een bepaalde beslissing te komen, waarvoor alleen maar respect kan bestaan.

En op de vraag van de ik-persoon: 'Dokter, krijg ik nu ook kanker?', antwoordde de arts: 'Die vraag kan ik niet beantwoorden. U hebt een verhoogd risico op kanker en samen zoeken we naar de juiste weg.'

Interessante links*
www.erfelijkekanker.nl
www.umcn.nl/erfelijkeborstkanker
www.erfocentrum.nl
www.kwf.nl
www.umcn.nl/verwijzers
www.pinkribbon.nl
www.nfk.nl
www.brca.nl
www.erfelijkheid.nl
www.zorg20.nl
www.iknl.nl

*bezocht op 10 augustus 2011

Referenties

CBO-richtlijn borstkanker diagnostiek en screening (www.oncoline.nl).
Kurian AW, Sigal BM, Plevritis SK. Survival analysis of cancer risk reduction strategies for BRCA1/2 mutation carriers. J Clin Oncol. 2010;28:222-31.
Landsbergen KM, Prins JB, Kamm YJ, Brunner HG, Hoogerbrugge N. Female BRCA mutation carriers with a preference for prophylactic mastectomy are more likely to participate an educational-support group and to proceed with the preferred intervention within 2 years. Fam Cancer. 2010;9:213-20.
Menke-Pluymers MB, Seynaeve C, van Geel AN, Klijn JG, Meijers-Heijboer EJ, Eggermont AM. Preventief chirurgisch ingrijpen bij erfelijke belasting voor borstkanker. Ned Tijdschr Geneeskd. 2005;149:2663-7.
van Roosmalen MS, Verhoef LC, Stalmeier PF, Hoogerbrugge N, van Daal WA. Decision analysis of prophylactic surgery or screening for BRCA1 mutation carriers: a more prominent role for oophorectomy. J Clin Oncol. 2002;20:2092-100.

Het eerst malen of het laatst lachen?

Over het geloof en ongeloof in screening

Prof. Chris Bangma
Prof. dr. Yolanda van der Graaf

Casus

Even een PSA'tje aanvragen
Meneer Post is 57 jaar en werkt bij een verzekeringsmaatschappij. Hij ontdekte dat om op zijn leeftijd een levensverzekering aan te vragen een PSA-test nodig is. Hij besluit zijn huisarts te bezoeken voor zo'n test, want wat goed is voor je klanten, is ook goed voor jezelf. Bovendien heeft een hockeyvriend onlangs een behandeling voor prostaatkanker ondergaan in de vorm van radiotherapie. Hij moest wel 35 keer naar het ziekenhuis en nog steeds kan hij geen hele wedstrijd uitspelen zonder een keer naar de wc te moeten, maar dat valt in het niet vergeleken met andere doemscenario's.
Op het spreekuur vraagt de huisarts of hij klachten heeft bij het plassen. 's Nachts moet hij er één keer uit om te plassen, maar dat komt door een biertje dat hij altijd aan het eind van de avond drinkt. Verder is hij helemaal gezond. Ooit is zijn blindedarm verwijderd. Zijn vader overleed op zijn 80ste aan iets aan de nieren, maar dat kon ook de prostaat zijn geweest. De huisarts legt hem uit dat bij het zoeken naar prostaatkanker er ook tumoren worden gevonden die weinig of geen kwaad kunnen, maar dat het moeilijk is om die te onderscheiden van agressieve tumoren in de dop. 'Het is dus mogelijk dat u straks een zware behandeling moet ondergaan zonder dat dit echt nodig is.'
Dit laatste gaat echter het ene oor in en andere oor weer uit. Hij antwoordt resoluut: 'Ik hoop juist te horen dat ik géén kanker heb, dokter, en als er dan toch kanker wordt gevonden, dan kun je er maar beter vroeg bij zijn. Ik vertelde u over mijn hockeymaat

die is behandeld voor prostaatkanker. Die holt wekelijks weer vrolijk over het veld alleen omdat hij er op tijd bij was.'
'Als de PSA bij u is verhoogd, moet u misschien een prostaatbiopsie ondergaan en dat is niet prettig', begint de huisarts nog.
'Beste man', onderbreekt hij zijn huisarts, 'mijn besluit staat vast, vraag dat PSA-testje voor mij aan, want ik doe niet graag aan struisvogelpolitiek.'
Het PSA van Gaetse Post blijkt 5,7 ng/ml en vanwege deze verhoogde waarde wordt hij naar mijn spreekuur doorgestuurd, op de polikliniek Urologie.
'Mijnheer Post', zeg ik na een korte kennismaking, 'het PSA in uw bloed is verhoogd.' Ik probeer hem zo goed mogelijk uit te leggen wat dit zou kunnen betekenen, namelijk een vergroting, ontsteking, manipulatie van de prostaat of wellicht prostaatkanker. Om dit laatste uit te sluiten, vertel ik hem, is eerst rectaal onderzoek en eventueel beoordeling van het volume met ultrageluidsonderzoek en een prostaatbiopsie nodig. Ook leg ik hem uit hoe het rectaal onderzoek verloopt en hoe een prostaatbiopsie gaat en wat de ongemakken en eventuele bijwerkingen hierbij zijn. In de meeste gevallen is prostaatbiopsie tamelijk pijnlijk en zijn ontstekingen niet uit te sluiten. Plas en sperma kunnen er na de ingreep rozerood uitzien, een verschijnsel dat soms wel een jaar kan duren. Ook zijn er mannen die een tijdje hun plas niet meer kunnen ophouden of erectieproblemen hebben.
Gaetse Post is licht uit het veld geslagen, maar ook blij dat hij bij zijn huisarts op dit onderzoek heeft aangedrongen. Hij stemt in met het rectaal onderzoek en ik voel naar de prostaat. Ik schat de grootte op 40 ml, iets groter dan normaal. Het risico op een positieve biopsie met daarin kanker is 28%, en daarmee fors meer dan het gemiddelde van de bevolking. Ik adviseer een prostaatbiopsie.
Gaetse ondergaat binnen een week een echogeleide biopsie, waarbij achtmaal in zijn prostaat wordt geprikt om weefsel te verwijderen voor histologisch onderzoek. Ondanks antibiotische profylaxe van een dag, vertelt hij mij dat hij zich twee dagen niet lekker heeft gevoeld en dat zijn urine wat rozerood kleurde. Daarna had hij alleen nog bloed bij de zaadlozing. Een vervelende gewaarwording overigens.
De uitslag van het weefselonderzoek vermeldt een haardje adenocarcinoom in een van de acht biopten. De patholoog gradeert het als een Gleason 3+3=6, ofwel een goed gedifferentieerd carcinoom.

Ik stadieer de tumor daarom als T1cNxMx Gleason 6 en adviseer Gaetse Post om géén behandeling te ondergaan, maar elke drie maanden zijn PSA te laten bepalen en na een jaar de biopsie te herhalen om te kijken of de tumor zich nog steeds als 'laag-risico' classificeert.
'Nou breekt mijn klomp', roept Gaetse Post uit. 'Ik heb de hele tijd in de zenuwen gezeten over de uitslag van het PSA, die blijkt dus verhoogd te zijn. Toen moest ik het weinig charmante en onprettige rectaal onderzoek en daarbij een prostaatbiopsie ondergaan met alle ongemakken en bijwerkingen van dien en óók nog alle zenuwen over de uitslag trotseren. En ik heb dus helaas PROSTAATKANKER en u vertelt mij dat u er niets aan gaat doen! Mijn hockeyvriend had, met de nadruk op **had**, ook prostaatkanker en die is wel behandeld en hij leeft nog. En vooral dat laatste wil ik ook nog heel lang blijven doen. Dus ik sta er op dat ik word behandeld nu we er op tijd bij zijn, hoe onaangenaam het ook is. U kunt gelijk een afspraak voor mij maken.'
Ik ben overdonderd door de reactie van Gaetse. Heb ik niet alles goed uitgelegd? Had ik misschien beter van tevoren, dus vóór de prostaatbiopsie, de mogelijke uitkomsten én mogelijke behandelingen plus zelfs de mogelijkheid van *active surveillance* (wachten als het kan, maar ingrijpen als het moet bij groei van kanker) goed met hem moeten doornemen? Voor nu besluit ik om een vervolgafspraak te maken met Gaetse om het beleid van active surveillance goed uit te leggen. Tijdens deze vervolgafspraak is Gaetse Post wat rustiger en begripvol voor mijn gekozen beleid.
Tot nu toe, drie jaar later, hebben de vervolgtests voor Gaetse Post geen verontrustende resultaten opgeleverd die noopten tot aanpassing van het beleid.

10.1 Screenen of niet screenen: de dilemma's

Ongeveer 30% van de mannen boven de 55 laat jaarlijks zijn PSA testen. Veel mannen ervaren op deze leeftijd dat de plasstraal wat minder wordt, en relateren dat onterecht met de gedachte dat er wel eens prostaatkanker aanwezig zou kunnen zijn.
De reactie van Gaetse Post uit de casus is niet bijzonder vreemd. Hij heeft van nabij meegemaakt dat het vroeg ontdekken en behandelen van prostaatkanker betekent dat je blijft leven. Zijn hockeyvriend is voor hem het levende bewijs. Als hij verneemt dat er dus wel prostaat-

kanker bij hem is gevonden, maar dat hij geen behandeling krijgt, schiet hij uit zijn slof. Een onvoorstelbaar beleid voor hem, een normaal beleid voor de uroloog.

De dilemma's beginnen met het 'even een PSA'tje' aanvragen. Dat is snel aangevinkt, zonder dat daarbij de onderliggende gedachten over *screening* of de mogelijke gevolgen daarvan met de betrokken persoon worden besproken. Artsen en patiënten zouden zich véél meer moeten realiseren dat reeds in deze fase een goed doorlopen *informed consent*-procedure, waarbinnen de voors en tegens van screening duidelijk besproken zijn, belangrijk is. Hoe maak je echter aan iemand duidelijk welke onzekerheden er zijn? Is het bekend dat bij mannen met *symptomatische* prostaatkanker het risico om er aan te overlijden 45% is en dat screening bij *asymptomatische* mannen dit risico weliswaar met ongeveer een kwart vermindert, maar dat screening geen effect heeft op het verlengen van de levensduur voor de totale groep van gescreende mannen? En hoe weet je als arts of iemand die informatie begrijpt en zich niet laat overschaduwen door onredelijk grote angsten, waardoor het spreekwoord 'de mens lijdt het meest door het lijden dat hij vreest' nog steeds actueel is?

Ook het rectaal toucher brengt dilemma's met zich mee. Is de objectiviteit en het gemak van een laboratoriumproef niet veel aantrekkelijker dan een onelegant inwendig onderzoek? Het rectaal toucher, ofschoon veelal nagelaten bij routine lichamelijk onderzoek, heeft wel degelijk een meerwaarde voor een ervaren beoordelaar. Maar hoe vaak verricht de huisarts dit onderzoek om zich zeker te voelen over grootte en de aanwezigheid van maligne kenmerken?

Om maar niet te spreken van de dilemma's rondom een prostaatbiopsie. Hoe maak je duidelijk wat de bijwerkingen kunnen zijn? Hoe zeker is die prostaatbiopsie eigenlijk? Kun je er ook 'naast' zitten?
De prostaatbiopsie is een procedure met relatief weinig morbiditeit. Maar het is niet even gemakkelijk als een venapunctie en vast net zo emotioneel beladen als een mammabiopsie. Ook gaat het gepaard met bijwerkingen, die meestal mild zijn, maar soms zeer heftig, zoals een sepsis ten gevolge van een prostatitis na de passage van de naald vanuit het rectum. Er zijn goede methoden om plaatselijke verdoving te geven, maar veel mannen ervaren de biopsie als een onplezierige methode. Gevoelens die overigens vaak kortdurend zijn als de uitslag 'geen kanker' aantoont.

Prostaatkanker blijkt ook een 'vreemde' ziekte te kunnen zijn: kanker vinden en toch niet behandelen? Hoe breng je die boodschap over? En hoe veilig is eigenlijk het *active surveillance*-beleid waarbij de patiënt de eerste jaren heel intensief wordt gevolgd?
En als er besloten wordt tot wel behandelen, hoe communiceer je over de keuze van de behandeling en de kansen en risico's daarvan?

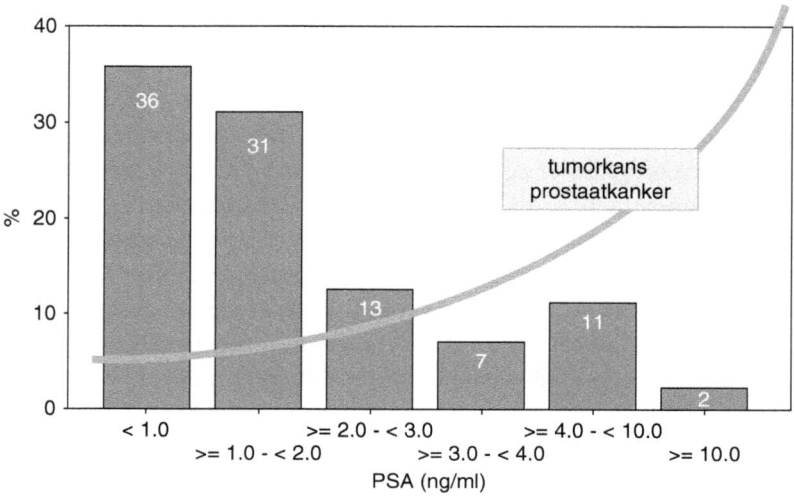

Figuur 10.1 *De relatie PSA-tumorrisico.*

De uiteindelijke vraag is natuurlijk: moeten we proberen een ziekte in een vroeg stadium aan te tonen bij personen zonder klachten en zo ja, wanneer en bij welke aandoening (kader 1) (Dans et al., 2011)? Hieromtrent bestaan nog veel vraagstukken die onvoldoende zijn beantwoord. Zo is het bijvoorbeeld bekend dat met screening naar kanker een fors aantal indolente tumoren wordt ontdekt die niet tot symptomen in het latere leven hoeven te leiden en waaraan een patiënt dus ook nooit zal overlijden. Snelprogressieve tumoren hebben echter een relatief korte presymptomatische periode, dus worden lastiger door middel van screening opgespoord. Het probleem is dat de mogelijkheden nog steeds te beperkt zijn om aan te geven of men met een indolente tumor te maken heeft of met een tumor die na tien of vijftien jaar wel symptomen kan geven. Kun je iemand daaraan blootstellen (Welch et al., 2011)?

> **Kader 1**
>
> Screening is pas zinvol indien aan vijf voorwaarden is voldaan.
> 1. De ziektelast moet aanzienlijk zijn.
> 2. De screeningstest moet accuraat zijn.
> 3. Vroegtijdige behandeling of preventie moet effectiever zijn dan late behandeling.
> 4. Test en behandeling moeten veilig zijn.
> 5. De kosten van de screening moeten opwegen tegen het potentiële voordeel ervan.
>
> Bron: Dans et al., 2011

Dergelijke dilemma's spelen zich niet alleen af rondom de screening van maligniteiten, maar ook van infectieziekten (zoals tuberculose en hiv) en genetische aandoeningen. Ook de overheid worstelt met de incomplete gegevens van de langetermijnonderzoeken die onder de algemene bevolking worden uitgevoerd. Anderzijds komen steeds meer bevolkingsonderzoeken (en zelfs zelfscreeningstests) in zwang, hoewel het wetenschappelijke bewijs er soms tegen pleit (Buys et al., 2011). De overwegingen ten aanzien van een bevolkingsonderzoek kunnen verschillen met die bij de keus voor screening van een individu. Daarbij komen bijvoorbeeld prioritering in de gezondheidszorg en uiteraard de kosten om de hoek kijken.

10.2 Screening voor kanker

De inzichten met betrekking tot screening voor kanker veranderen over de laatste jaren langzaam. Iedereen denkt dat screening de potentie heeft vroegtijdig overlijden te voorkomen. In het begin dacht men nog dat alles op alles gezet moest worden om zoveel mogelijk vroege kankers op te sporen. Prostaatkanker is een mooi voorbeeld hoe men in de loop van de tijd meer genuanceerd is gaan denken. Naast heterogeen tumorgedrag is de keerzijde van screenen namelijk dat het overdiagnostiek en -behandeling en daaraan gerelateerde schade in de vorm van complicaties met zich mee kan brengen. Dit geldt overigens niet alleen voor prostaatkanker. In het algemeen is vervolgdiagnostiek om de diagnose kanker te bevestigen (veelal histologie) vaak invasief en kostbaar en is er een grote kans op nadelige effecten. Hetzelfde geldt voor de eventuele behandeling (veelal chirurgisch) van een maligniteit in een vroeg stadium. Zo toont tabel 10.1 bijvoorbeeld de aanzienlijke nadelen van borstkankerscreening bij een slechts beperkt voordeel (Bonneux, 2009).

De cijfers zijn berekend voor de Nederlandse situatie onder de aanname dat het opkomstpercentage voor borstkankerscreening 80 is.

Tabel 10.1 Schets van voor- en nadelen van borstkankerscreening bij vrouwen van 50 jaar en ouder.

Voordelen (per 10.000 mammografieën*)	Nadelen (per 10.000 mammografieën*)
4 vrouwen sterven niet aan borstkanker; ze ontkomen aan de terminale fase en leven gemiddeld 18 jaar langer	125 vrouwen worden nodeloos verwezen 21 vrouwen krijgen intervalkanker 15 vrouwen sterven aan borstkanker ondanks deelname aan screening# 51 vrouwen krijgen de diagnose 'borstkanker' zonder dat dit de prognose verandert, zij leven langer in het besef dat zij kanker hebben 16-20 vrouwen worden nodeloos behandeld

*Men kan hier ook lezen: 'per 1000 levenslang deelnemende vrouwen', aangenomen dat elke deelneemster gedurende 25 jaar ongeveer 10 mammografieën ondergaat.
#Inclusief overlijden na intervalkanker.
Bron: www.ntvg.nl/publicatie/de-voor-en-nadelen-van-borstkankerscreening/volledig

10.3 De recente bevindingen

In 2009 kwamen de eerste resultaten beschikbaar van een grote Europese studie (ERSPC) met bewijsmateriaal dat screening voor prostaatkanker met PSA *een ziektespecifieke sterftereductie* van 20% teweeg kan brengen (Schroder et al., 2009). Uit dit onderzoek bleek ook dat om één sterfgeval aan prostaatkanker te voorkomen er 1410 mannen gemiddeld tweemaal dienen te worden gescreend, waarbij 48 mannen meer dan in de controlepopulatie de diagnose prostaatkanker kregen (kader 2). Een *overall sterftereductie* op de totale groep van participanten werd echter niet waargenomen, daarvoor is het effect op de totale sterfte te klein. Het aantal mannen dat dient te worden gescreend om deze kankergerelateerde sterftereductie te verkrijgen, is ongeveer even groot als het aantal vrouwen dat dient te worden gescreend voor een vergelijkbaar effect bij mammacarcinoom. Toch is het aantal mannen dat de diagnose prostaatkanker krijgt ten opzichte van het aantal afgenomen sterftegevallen (48:1) erg groot, in tegenstelling tot andere vormen van kanker. In 2010 toonde een Zweedse studie bij intensievere

PSA-controle een wat gunstiger beeld: 44% ziektespecifieke sterftereductie en een ratio van 12:1. (Hugosson et al., 2010).

> **Kader 2**
>
> *Screening prostaatkanker (ERSPC)*
> Per honderdduizend mannen van 55 tot 75 jaar die werden gevraagd deel te nemen aan screeningsonderzoek elke vier jaar, gaf 49% tussen 1993 en 1999 toestemming.
> Van elke 1000 mannen die, na toestemming, werden opgeroepen voor screening gaven 950 daaraan gehoor. Per 1000 initiële PSA-tests hadden 211 een PSA ≥ 3.0 ng/ml en ondergingen 180 mannen een biopsie en werd bij 53 mannen prostaatkanker gevonden. Daarvan vertoont ongeveer 40% tekenen van tumoren die naar verwachting geen symptomen zouden opleveren tijdens het leven.

10.4 Overdiagnose en indolente tumoren

De bovenstaande studies laten duidelijk het probleem van screening zien: veel meer mannen worden door screening met de diagnose prostaatkanker geconfronteerd, terwijl het onduidelijk is of dat voor hen een voordeel oplevert.

Het probleem van overdiagnose wordt mede veroorzaakt door het feit dat het momenteel nog niet goed mogelijk is om indolente tumoren te herkennen aan de hand van de beschikbare parameters uit biomaterialen (bloed, urine en prostaatweefselbiopten). In de ERSCP-studie leken de geopereerde kleine tumoren bij histologisch onderzoek sterk op de tumoren die toevalligerwijs bij autopsie gevonden werden. Indien aangetroffen bij screening, zullen deze indolente tumoren naar alle waarschijnlijkheid nooit tot symptomen leiden, omdat ze te langzaam groeien.

Overdiagnose leidt tot toename van therapeutisch ingrijpen om 'het zekere voor het onzekere' te nemen, waarbij gevreesd moet worden voor de daaraan verbonden bijwerkingen. Op basis van de bevolkingsgegevens uit het Rotterdamse deel van de ERSPC-studie is een nomogram samengesteld dat gebruikmaakt van het PSA, het prostaatvolume, de eigenschappen van de prostaatbiopten en de leeftijd van patiënt om daarmee de kans op het bestaan van een indolente tumor te berekenen. Het nomogram is vrij toegankelijk via het internet, waarbij de gebruiker eerst wordt geïnformeerd over het vóórkomen en het verloop van prostaatkanker en over PSA (www.prostaatwijzer.nl).

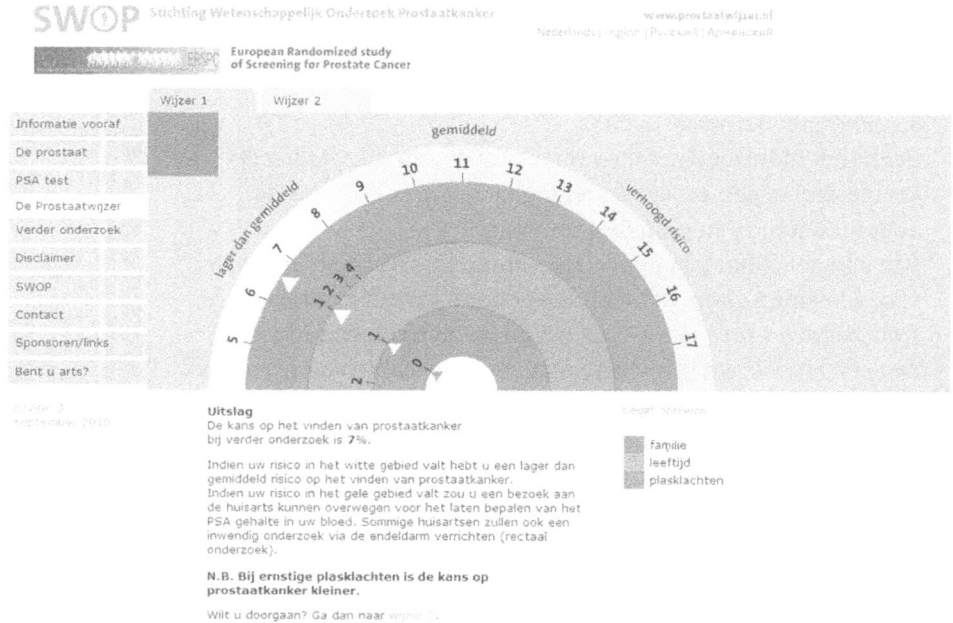

Figuur 10.2 Screendump www.prostaatwijzer.nl.

Jammer eigenlijk dat Gaetse Post de prostaatwijzer niet van tevoren had geraadpleegd, want op basis van die uitslag had hij gevonden dat hij een lager dan gemiddelde kans (7%) had om bij verder onderzoek met de diagnose prostaatkanker te worden geconfronteerd. Dan had hij nog kunnen beslissen om van de PSA-meting af te zien, zeker als hij zich bewust zou zijn geweest van de potentiële complicaties van diagnostiek, het risico op het detecteren van een indolente tumor en de eventueel verdere behandeling. Nu de licht verhoogde PSA bekend is, is hij uiteindelijk in een behoorlijk ingewikkeld en onzeker traject terechtgekomen waarvan hij zijn hele leven 'last' zal hebben.

10.5   Stappen voorwaarts

De wetenschappelijke bevindingen en discussies rond prostaatkankerscreening laten goed zien dat door de tijd heen een meer genuanceerde visie is ontstaan. We zijn er echter nog niet. We zullen beter moeten ontdekken hoe onderscheid te maken tussen een patiënt die prostaatkanker heeft die er echt toe doet en daadwerkelijk behandeling nodig heeft en de patiënt bij wie kan worden afgewacht. Het is de verwachting dat in de toekomst nieuwe diagnostische methoden (beeldvorming, eiwit of genetische markers, of een combinatie van deze) een grotere zekerheid zullen geven voor wat betreft de voorspellende waarde van de 'Prostaatwijzer'. Dat zou een mooie stap vooruit zijn. De mate waarin een eventueel bevolkingsonderzoek zou kunnen bijdragen aan de bevordering van de algemene gezondheid, is onvoldoende weer te geven met de huidige gegevens. Het spreekwoord 'voorkomen is altijd beter dan genezen' kan in ieder geval nog niet worden bevestigd met de huidige stand van kennis rondom prostaatkanker.

Prostaatkankerscreening laat zien hoe ingewikkeld de risicocommunicatie met de patiënt is en hoe wisselend patiënten en artsen hiermee omgaan (kader 3). Op het gebied van prostaatkankerscreening is relatief veel bekend en met behulp van de prostaatwijzer kan men redelijk nauwkeurig inzicht krijgen in diagnostische en therapeutische kansen. Het zou daarom goed zijn om patiënten al vóór een willekeurig screeningsvoorstel alle voors en tegens van die screening uit te leggen, zodat zij zelf kunnen beslissen dit al dan niet te ondergaan; of het nu gaat om mannen voor prostaatscreening of bijvoorbeeld om vrouwen in geval van een mammografie.
Door de complexiteit van screening is een patiënt, en vaak ook de dokter, echter nog onvoldoende in staat de potentiële voordelen af te wegen tegen de potentiële nadelen. Hier moet verandering in komen. Naast een betere communicatie zijn er richtlijnen nodig wat precies in de informed consent-procedure moet worden besproken. Ook is uniforme informatie wenselijk en moet het in feite niet uitmaken of je bij dokter A of B in de spreekkamer zit.

Kader 3

Enkele belangrijke problemen in de communicatie bij screening
- Patiënten spiegelen zich vaak aan 'positieve' voorbeelden uit de omgeving.
- Artsen hebben vaak al moeite om de *ins* en *outs* van screening te overzien en te begrijpen, laat staan patiënten.
- De informed consent-procedure wordt aan het begin vaak slecht of in het geheel niet doorlopen.
- De keerzijde van screening is overdiagnostiek en overbehandeling en het risico op het krijgen van een complicatie daarbij

> (bijvoorbeeld een colonperforatie tijdens poliepectomie voor een adenoom of overlijden aan een electieve operatie voor een asymptomatisch aneurysma). Deze keerzijde is vaak onderbelicht, omdat zowel arts als patiënt vaak meer gefocust is op het potentiële voordeel.

Referenties

Bonneux L. De voor- en nadelen van borstkankerscreening. Tijd voor evidence-based informatie. Ned Tijdschr Geneeskd. 2009;153:A887.

Buys SS, Partridge E, Black A, Johnson CC, Lamerato L, Isaacs C, Reding DJ, Greenlee RT, Yokochi LA, Kessel B, Crawford ED, Church TR, Andriole GL, Weissfeld JL, Fouad MN, Chia D, O'Brien B, Ragard LR, Clapp JD, Rathmell JM, Riley TL, Hartge P, Pinsky PF, Zhu CS, Izmirlian G, Kramer BS, Miller AB, Xu JL, Prorok PC, Gohagan JK, Berg CD, PLCO Project Team. Effect of Screening on Ovarian Cancer Mortality: The Prostate, Lung, Colorectal and Ovarian (PLCO) Cancer Screening Randomized Controlled Trial. JAMA. 2011;305:2295-2303.

Dans LF, Silvestre MA, Dans AL, Trade-off between benefit and harm is crucial in health screening recommendations. Part I: general principles, J Clin Epidemiol. 2011;64:231-9.

Hugosson J, Carlsson S, Aus G, Bergdahl S, Khatami A, Lodding P, Pihl CG, Stranne J, Holmberg E, Lilja H. Mortality results from the Göteborg randomised population-based prostate-cancer screening trial. Lancet Oncol. 2010;11:725-32.

Schroder FH, Hugosson J, Roobol MJ, Tammela TL, Ciatto S, Nelen V, Kwiatkowski M, Lujan M, Lilja H, Zappa M, Denis LJ, Recker F, Berenguer A, Maattanen L, Bangma CH, Aus G, Villers A, Rebillard X, van der Kwast T, Blijenberg BG, Moss SM, de Koning HJ, Auvinen A (2009). Screening and prostate-cancer mortality in a randomized European study. N Engl J Med. 360;1320-8.

Welch HG, Schwartz LM, Woloshin S. Overdiagnosis. Making people sick in the pursuit of health. Beacon Press, Boston 2011. ISBN 978-0-8070-2200-9.

11 De patiënt knikt, zijn kennis knakt

Lage gezondheidsvaardigheden en diabeteszelfzorg

Dr. Marcel Twickler
Dr. Marie-Louise Essink-Bot

Casus

'*Maar mijn insulinepen blokkeerde...*'
Op mijn spreekuur zie ik mevrouw W., 55 jaar oud, met een moeilijk te reguleren type 2 diabetes bij overgewicht (BMI=29 kg/m^2). Ze komt alleen op het spreekuur. Op haar eerste polikliniekafspraak is ze niet verschenen (zonder af te bellen). Nu is ze weer twintig minuten te laat. 'Het openbaar vervoer heeft me vertraagd', zoals ze zelf verklaart.
Ze gebruikt bloedsuikerverlagende medicijnen, zoals metformine. Ook heeft ze een ACE-remmer en een cholesterolverlager. Een plastic tas met lege geneesmiddelendoosjes dient haar als geheugensteun. De inhoud van de tas stort ze op tafel uit.
Mevrouw vertelt me dat ze al enkele jaren suikerziekte heeft. De laatste maanden krijgt ze haar suiker niet meer omlaag. 'Tijd om naar de internist te gaan', had de huisarts de situatie samengevat. Zij en ik nemen kort haar leefstijl door. Ze sport niet meer. Ze zwom graag, maar dit werd haar te duur. 'Veel wordt niet meer vergoed, dokter.' Ze heeft een kleine uitkering. Haar echtgenoot overleed twee jaar geleden. Dagelijks rookt ze een tiental sigaretten. Ze is dol op frisdranken, pizza's en pasta's. Ze woont nu alleen met haar kat en eet niet op vaste tijden. De buurvrouw had haar een weegschaal gegeven, die ze nog niet heeft gebruikt. Bloedonderzoek toont een geglyceerde hemoglobine van 10,2%. Ook haar nierfunctie is slecht (kreatinineklaring 40 ml/min/kg) en ze heeft een proteïnurie. Deze uitslag bespreek ik met haar. Vriendelijk knikt ze me toe bij voorstellen om haar leefstijl te verbeteren. Enigszins verschrikt hoort ze me zeggen dat insuline-

therapie anders dichterbij komt. Het starten met insuline is haar schrikbeeld.

Na enkele weken zie ik haar terug op het spreekuur. Ze is wederom een kwartier te laat. Ze heeft geen bloed laten prikken. Opvallend is tevens dat haar glucosedagboek rommelig is ingevuld: verschillende tijdstippen zonder regelmaat in het glucoseprofiel. Ook lijken de dagen van de week niet chronologisch genoteerd. Er worden geen komma's, maar schuine strepen gebruikt (9/3 in plaats van 9,3). Nadat ik in haar dagboek heb gekeken, geef ik het haar terug (dagboek op zijn kop) met de vraag hoe de samenstelling van haar avondeten op dinsdag was. Het verrast me dat ze haar dagboek niet omdraait. Ook haar oriëntatie op de desbetreffende dinsdag verloopt niet doeltreffend. Op dat moment rijst bij mij de vraag of deze patiënte wel in staat is om met alle informatie om te gaan.

Na enig aandringen kom ik erachter dat haar buurvrouw, die wijkverpleegkundige is, haar helpt met het spuiten van insuline. Helaas was deze buurvrouw de laatste week opgenomen in het ziekenhuis. Ze heeft toen maar geen insuline meer gespoten en dit kwam omdat haar insulinepen 'blokkeerde'. Ook zegt ze stellig (en enigszins verontwaardigd) dat ze de diabetesverpleegkundige niet kon bereiken.

Met deze observatie leg ik haar uit dat ik vermoed dat ze niet goed lezen, schrijven en rekenen kan. Het blijft enige minuten stil. Met tranen in haar ogen geeft ze aan dat dit voor haar inderdaad een probleem is. Ze is gelukkig dat ze 'haar geheim' met me heeft kunnen delen. Besmuikt vertelt ze me dat haar kinderen het waarschijnlijk niet weten. Ze schaamt zich. Haar echtgenoot had altijd alle geldzaken en communicatie geregeld, bijvoorbeeld met de scholen van de kinderen.

Met haar deel ik dat dit veel voorkomt. Ik geef haar het telefoonnummer van Stichting Lezen & Schrijven, zodat iemand haar kan helpen om zich beter te informeren. Mevrouw schrijft zich in bij een ROC in de buurt. Sindsdien lukt het haar op tijd op polikliniekafspraken te komen. Ze krijgt meer zelfvertrouwen en krijgt grip op haar cardiovasculaire risicofactoren vervat in haar leefstijl. Het HbA1c volgt snel. Ze komt niet meer alleen op de polikliniekafspraak en haar kinderen spreken vol lof over moeders prestaties.

Een jaar erna krijgt ze een herseninfarct waarna ze aan een longontsteking overlijdt. Haar kinderen schrijven ons diabetesteam

> een ontroerende afscheidsbrief waarin het geluk van het laatste jaar na het delen van moeders geheim als belangrijk onderwerp naar voren komt. De brief eindigt met een verzuchting: 'Mogelijk had ze meer geprofiteerd als we elkaar eerder hadden ontmoet.'

11.1 Lage gezondheidsvaardigheden en dilemma's

Het kan voorkomen dat een patiënt op een eerste afspraak niet verschijnt zonder af te bellen en op een eventuele tweede afspraak te laat komt. Maar als een patiënt vaker te laat komt en een plastic tas met lege geneesmiddelendoosjes bij zich draagt als geheugensteun en in dit geval een glucosedagboek opvallend rommelig bijhoudt zonder chronologie en met gebruik van ongewone interpunctie, moet er een belletje bij de behandelend arts gaan rinkelen. En zeker met de observatie dat het op zijn kop aangeboden dagboek niet wordt omgedraaid om eruit te lezen en als de klinische uitkomsten niet afdoende verbeteren wat kan duiden op beperkte diabeteszelfzorg, moet er een heus carillon gaan spelen: de patiënt kan waarschijnlijk niet goed lezen, schrijven en rekenen.

Dit betekent dat iemand lage gezondheidsvaardigheden bezit, een begrip dat op te vatten is als geletterdheid in het domein van gezondheid en zorg. Gezondheidsvaardigheden omvatten een combinatie van cognitieve en sociale vaardigheden die nodig zijn om adequaat met informatie over gezondheid, ziekte en zorg om te gaan. Dit wordt behalve 'gezondheidsvaardigheden' ook wel 'gezondheidsgeletterdheid', of *health literacy* genoemd. Wij hanteren in het vervolg de term 'gezondheidsvaardigheden'.

> **Niveaus gezondheidsvaardigheden**
> Er zijn drie niveaus van gezondheidsvaardigheden: *functionele, interactieve en kritische gezondheidsvaardigheden* (Twickler et al., 2009).
>
> *Functionele gezondheidsvaardigheden* betreffen basisvaardigheden in lezen, schrijven en rekenen. Voor laaggeletterden kan het bijvoorbeeld een onmogelijke opgave zijn om een glucosedagboek ordelijk bij te houden, zoals ook mevrouw W. uit de casus daar moeite mee had. Geschat wordt dat 11% van de Nederlandse bevolking functioneel analfabeet is, waarvan twee derde autochtoon en een derde allochtoon is.

Vaak hebben mensen met lage gezondheidsvaardigheden relatief weinig onderwijs met goed gevolg afgerond. Minder scholing betekent ook een beperkte basiskennis van het menselijk lichaam, gezondheid en ziekte. Het opleidingsniveau correleert echter niet volledig met het niveau van gezondheidsvaardigheden.

Voor adequate functionele gezondheidsvaardigheden zijn naast lees- en schrijfvaardigheden ook rekenvaardigheden nodig. Lage rekenvaardigheden komen nog meer voor dan beperkingen in lezen en schrijven. In het dagelijks leven vertaalt een beperking in rekenvaardigheid zich onder meer als problemen met het schatten van kansen en risico's. Laaggeletterdheid gaat vaak gepaard met een lager abstractievermogen. Dit kan leiden tot een ander gevoel voor tijd en chronologie. Sommige laaggeletterden zullen zich anders (en niet op de klok) oriënteren in de dag, en dit heeft direct een gevolg voor acties die in specifieke tijdsintervallen worden verwacht.

Interactieve gezondheidsvaardigheden betreffen het vermogen om schriftelijke en mondelinge informatie te krijgen over ziekte en gezondheidszorg. Dus ook bijvoorbeeld om in het gesprek met de arts de informatie te verkrijgen die men nodig heeft en de goede vragen te kunnen stellen.

Kritische gezondheidsvaardigheden gaan over de vaardigheden om gezondheidsinformatie kritisch te analyseren en deze te gebruiken om meer controle uit te oefenen over het eigen leven. Het op correcte wijze corrigeren van hoge glucosewaarden met insuline stelt bijvoorbeeld hoge eisen aan kritische gezondheidsvaardigheid. Naast begrip van de relatie tussen hoge bloedsuikerwaarden en insulinegebruik en enige rekenvaardigheid, gaat het vooral om het toepassen van informatie op de eigen situatie.

11.2 Een muur tussen de patiënt en mij?

Een communicatieprobleem tussen arts en een patiënt met lage gezondheidsvaardigheden kan verschillende oorzaken hebben. Ten eerste kan de arts te moeilijke taal hanteren, bijvoorbeeld door het gebruik van medische terminologie. Een tweede oorzaak kan zijn dat artsen vanuit een biomedisch model informatie geven, terwijl een

patiënt met lage gezondheidsvaardigheden waarschijnlijk niet vanuit datzelfde model denkt. In beide gevallen komt de informatie niet aan en zal dit niet tot optimale zelfzorg leiden.
Als lage gezondheidsvaardigheden niet worden onderkend, kan het gevolg zijn dat de patiënt doorverwijzing na doorverwijzing krijgt. De arts krijgt geen grip op het gedrag van sommige patiënten met lage gezondheidsvaardigheden.

Een deel van deze patiënten zal niet in staat zijn om tot optimale autonome zelfzorg te komen. Dit terwijl er in de zorg steeds meer nadruk op 'eigen verantwoordelijkheid' komt. Het kan zijn dat patiënten met lage gezondheidsvaardigheden onvoldoende in staat zijn om, bijvoorbeeld waar het gaat om diabeteszelfzorg, die verantwoordelijkheid ten volle zelf te dragen. Zo kan een dilemma ontstaan over wederzijdse verantwoordelijkheden.

11.3 Lage gezondheidsvaardigheden en gezondheidsuitkomsten

Artsen begrijpen vaak niet dat slechte klinische uitkomsten een gevolg kunnen zijn van lage gezondheidsvaardigheden (Berkman, 2004) en dat een patiënt met lage gezondheidsvaardigheden meestal niet uit de voeten kan met de diabeteszelfzorgeducatie zoals die thans wordt aangeboden.
Onderzoek heeft uitgewezen dat lage gezondheidsvaardigheden een negatieve invloed hebben op de gezondheidsresultaten door therapieontrouw. In een Amerikaans onderzoek onder de algemene bevolking werd door 30 tot 50% van de deelnemers onjuiste antwoorden gegeven op vragen over medicijngebruik.

Bij diabetespatiënten met lage gezondheidsvaardigheden bijvoorbeeld zijn de nuchtere capillaire glucoseconcentratie en het geglycosyleerde hemoglobine (HbA1c) hoger dan bij patiënten met adequate gezondheidsvaardigheden. Deze verdeling is hetzelfde voor het voorkomen van retinopathie. Interessant is tevens dat de HbA1c-instelling bij kinderen met diabetes grotendeels afhankelijk is van het niveau van gezondheidsvaardigheden van de ouders en dan voornamelijk de moeder (Ross, 2001). Deze gegevens tonen het belang van herkenning door de arts van een beperking in de gezondheidsvaardigheden, omdat deze direct samenhangen met de klinische uitkomsten.

11.4 Bewustzijn, herkenning en erkenning

De aanpak binnen deze patiëntengroep vraagt herkenning en erkenning van de lage gezondheidsvaardigheden en vervolgens veel ondersteuning in het zelfzorgtraject. Maar hoe identificeer je beperkte gezondheidsvaardigheden tijdens een drukke polikliniek? Geef je de folder op zijn kop en observeer je of de patiënt deze omdraait? Of zoals ik bij patiënte deed met het omgedraaide glucosedagboek en een explorerende opmerking?

In Noord-Amerika (Verenigde Staten en Canada) bestaan verschillende vragenlijsten waarmee gezondheidsvaardigheden gescoord kunnen worden. De eerste stappen zijn gezet om een aantal van deze vragenlijsten toepasbaar te maken in het Nederlands, maar deze instrumenten zijn vooral geschikt voor wetenschappelijk onderzoek.

Sommigen denken dat een korte formele evaluatie aan het begin van de zorgketen de beste indruk geeft over de gezondheidsvaardigheden. In het geval van beperkingen kan de patiënt intensiever worden ondersteund, op een vroeg moment in zijn behandeling, en er zal mogelijk een aangepaste route in de zorgketen kunnen worden bewandeld om optimale zorguitkomsten te krijgen. Dit kan een klinisch voordeel zijn voor de patiënt.
De ervaring leert dat de meeste patiënten het op zich niet vervelend vinden als er naar hun gezondheidsvaardigheden wordt gevraagd. Dit 'screenen' met formele vragenlijsten op lage gezondheidsvaardigheden is echter omstreden, vanwege het mogelijke stigmatiserend effect en omdat een arts geacht wordt bij *iedere* patiënt, bijvoorbeeld door terugvragen, na te gaan of de informatie begrepen is.

Een betere oplossing zou zijn als artsen leren rekening te houden met de mogelijkheid van lage gezondheidsvaardigheden, alert te zijn op de 'symptomen' hiervan, en respectvol bij een patiënt na te vragen hoe het zit met bijvoorbeeld lees- en schrijfvaardigheid. Stichting Lezen & Schrijven heeft een herkenningswijzer ontworpen, speciaal voor artsen. Hierin staan de signalen opgesomd die duidelijk op laaggeletterdheid wijzen. En ook het NIGZ (Nationaal Instituut voor Gezondheidsbevordering en Ziektepreventie) heeft een 'toolkit gezondheidsvaardigheden' ontwikkeld.

Zodra de patiënt zich niet optimaal en efficiënt beweegt in de zorgketen, moet een hulpverlener (arts, diabetesverpleegkundige en praktijkondersteuner) zich afvragen of beperkte gezondheidsvaardigheden het dilemma zijn. Mocht dit zo zijn, dan is het aan te raden om dit met de patiënt te bespreken. Iemand zal zijn beperking op het gebied van gezondheidsvaardigheden niet snel onthullen. Ongeveer 65% van de hulpverleners blijkt niet op de hoogte van de lage gezondheidsvaardigheden (net als 45% van de kinderen van ouders) en dit komt vaak door schaamte van de patiënt. Een beperking in gezondheidsvaardigheden wordt nog vaak als taboe ervaren. Dit geheim van de patiënt beperkt uitwerking van efficiënte zelfzorg en ook beschikbaarheid van mantelzorg kan erdoor worden belemmerd. Ook in de situatie van mijn patiënte begeleiden de kinderen moeder bij het polibezoek, nadat ze haar geheim had prijsgegeven. Eindelijk hoefde ze niets meer te verbergen.

Ik had in onze casus er goed aan gedaan om bij 'onduidelijke momenten' de patiënte meer en langer te laten vertellen over haar ervaringen tijdens het zelfzorgmoment. Ook had ik patiënte op een veilige wijze kunnen confronteren met de observatie dat 'het glucosedagboekje niet conform is bijgehouden' of dat consequent een niet-juiste dosis wordt gespoten op een bepaalde hoeveelheid koolhydraten in het dieet. Dit expliciteren kan 'het geheim van lage gezondheidsvaardigheden' blootleggen en de patiënte verlossen van 'dit geheim'.
Zodra de arts de beperkte gezondheidsvaardigheden heeft herkend en erkend, kan een begripvolle interactie tussen arts en de patiënt ontstaan.

11.5 Pas op voor valkuilen

Voordat de hand van de arts is geschud, kunnen er valkuilen zijn voor een patiënt met lage gezondheidsvaardigheden. De uitnodigingsbrief voor het eerste consult kan voor deze patiënt vaak al lastig te doorgronden zijn. Naast datum en tijdstip wordt vaak de locatie van bijvoorbeeld de desbetreffende polikliniek vermeld. In grotere ziekenhuizen wordt deze regelmatig moeilijk gevonden (ondanks een behulpzame portier en kleurcodering van de route).
Vervolgens zijn alle momenten van zelfzorg een mogelijk probleem. Vooral de communicatie over een meetinstrument, verwerken van getallen en het nemen van eigen beslissingen, kunnen leiden tot onvoorziene (soms zelfs hachelijke) situaties. Het gemak waarmee thuismetingen in preventieprogramma's tegenwoordig worden gepropageerd, staat haaks op de ervaringen van clinici in de praktijk, zeker in de groep patiënten met beperkte gezondheidsvaardigheden. Omdat het accent vaak op de eigen verantwoordelijkheid ligt, worden patiën-

ten met lage gezondheidsvaardigheden soms uitgesloten van adequate zorg.

11.6 Communicatie optimaliseren

De communicatie met patiënten met beperkte gezondheidsvaardigheden kan worden verbeterd door ten eerste de uitleg van het ziekteconcept te beperken: welke informatie heeft de patiënt echt nodig en welke niet. De nadruk zou minder moeten liggen op informatie rondom het biologisch model, en zich eerder richten op de uitwerking in dagelijkse momenten. Ten tweede moet deze informatie gedoseerd worden door per bezoek maar één onderdeel van de zelfzorg te bespreken. Verder moet jargon zoveel mogelijk worden vermeden door het gebruik van herkenbare analogieën in de uitleg en woorden in conceptvorm te vermijden (Schillinger et al., 2003). De amputatie van het been van moeder die ook diabetes had, spreekt meer tot de verbeelding dan de term 'vasculaire complicaties'.
Het persoonlijk gesprek met de hulpverlener in de spreekkamer is niet altijd de plek voor optimale informatieoverdracht. Inzet van telefoonondersteuning, groepssessies en audiovisuele middelen gaven verbetering in zelfzorguitkomsten bij patiënten met lage gezondheidsvaardigheden (Wallace et al., 2009; Cavanaugh et al., 2009). Met stripverhalen of computeranimaties kan de patiënt mogelijk beter worden geïnformeerd en geïnstrueerd (figuren die symptomen van een hypoglykemie of een hyperglykemie tonen).

Het merendeel van patiënten met lage gezondheidsvaardigheden kan niet denken in kansen en risico's. Veel folders en educatieprogramma's bevatten allerhande epidemiologische gegevens als frequentie van ziekte ('1 op de 100.000'), het risico op complicaties ('toename van 30 tot 40%') en sterftecijfers ('risico op overlijden van 45% binnen vijf jaar'). Deze cijfers dragen bij mensen met beperkte gezondheidsvaardigheden niet bij aan een beter begrip. Aan de arts de taak om eenvoudige woorden te gebruiken waardoor kansen en risico's worden vertaald naar alledaagse momenten. Deze vertaling naar alledag zal herkenning oproepen bij de patiënt en dit vereenvoudigt het overbrengen van de zorgboodschap van de arts naar de keukentafel van de patiënt.

11.7 Ondersteuning bieden en verwachtingen bijstellen

Versterking van de gezondheidsvaardigheden zal het eerste doel van de hulpverlener moeten zijn. Desondanks is het mogelijk dat patiënten met een beperking in gezondheidsvaardigheden hier onvoldoende mee opschieten. Zij zullen intensiever begeleid moeten worden door bijvoorbeeld een praktijkondersteuner of diabetesverpleegkundige. Een recent onderzoek toont aan dat additionele ondersteuning tot betere resultaten leidt, maar dat deze verbetering snel weer afneemt, nadat de extra ondersteuning wordt gestopt. Een belangrijke vraag wordt dan ook in hoeverre deze patiënten levenslang extra ondersteund moeten worden om klinische uitkomstmaten te behalen die vergelijkbaar zijn met patiënten met goede gezondheidsvaardigheden.

11.8 Aandacht voor gezondheidsvaardigheden in de medische opleiding

In de opleiding van artsen mag er meer aandacht zijn voor het dilemma van een beperking in gezondheidsvaardigheden van de patiënt en op welke wijze dit doorwerkt in zijn zorgpad. Op allerlei momenten kan de arts in opleiding worden geoefend in het herkennen van 'signalen'. Tijdens de opleiding kan ook worden geoefend in het herkennen van lage gezondheidsvaardigheden en het expliciteren van herkenning richting patiënt. De arts doet er goed aan om afleidende momenten ('de meter blokkeert' of 'mijn suikerboekje vergeten') te leren gebruiken om de aanwezigheid van beperkte gezondheidsvaardigheden bespreekbaar te maken.
Tijdens het coschap kan aandacht voor beperkte gezondheidsvaardigheden als onderdeel binnen de sociale anamnese worden ingepast.

11.9 Medisch en economisch profijt

De motivatie onder hulpverleners om lage gezondheidsvaardigheden te herkennen en de kennis in te bouwen in zorgketens, zal toenemen als ook tot de hulpverlener en zijn zorgomgeving doordringt dat hierdoor 'minder zorginspanning wordt gemorst'. Deze rendementverhoging in de zorgketen kan leiden tot betere resultaten en minder zorgconsumptie. Dit vertaalt zich dan direct in medisch en economisch profijt. Die bewustwording bestaat ook uit het besef dat als men vroegtijdig overgaat op een aangepaste communicatie met de patiënt met lage gezondheidsvaardigheden, dit in de praktijk leidt tot betere klinische resultaten. Dus wat ik doe en zeg als arts, heeft een positief effect op de gezondheid van de patiënt. En daar gaat het tenslotte allemaal om.

Niveaus van geletterdheid
Er worden door de *International adult literacy survey* (IALS) vier niveaus van geletterdheid onderscheiden:
- niveau 1: zeer lage geletterdheid: een persoon is bijvoorbeeld niet in staat het voorschrift voor een geneesmiddel dat op het doosje staat, correct op te lezen;
- niveau 2: een persoon kan lezen, maar scoort laag bij tests; hij of zij kan vaardigheden hebben geleerd om zich te redden in het dagelijks leven, maar het lage niveau van geletterdheid maakt het moeilijk om nieuwe dingen te leren;
- niveau 3: een persoon heeft een minimumniveau om zich te redden in een complexe maatschappelijke werkelijkheid, ongeveer het niveau dat vereist is om de middelbare school met succes te kunnen doorlopen, maar heeft de neiging om af te zakken naar niveau 2;
- niveau 4/5: hoge niveaus van geletterdheid.

*Herkennen van lage gezondheidsvaardigheden**
Stichting Lezen & Schrijven: een stichting met aandacht voor functioneel analfabetisme, als probleem, voor de herkenningswijzer laaggeletterdheid zie www.lezenenschrijven.nl/analfabetisme/herkennen/#1.

Nationaal Instituut voor Gezondheidsbevordering en gezondheidsvaardigheden (NIGZ): voor de toolkit gezondheidsvaardigheden zie www.nigz.nl/index.cfm?act=project.details&proj=40.

Tips communiceren met iemand die lage gezondheidsvaardigheden bezit
- langzaam praten en de tijd nemen voor het gesprek;
- medische terminologie vermijden;
- het gesprek ondersteunen met visuele middelen;
- niet te veel informatie in één keer geven;
- het begrip van de patiënt toetsen door terug te vragen wat zojuist is uitgelegd.

*Overige interessante websites**
lees- en schrijfprojecten: www.etv.nl
eenvoudig taalgebruik: www.bureautaal.nl
Stichting Lezen en Schrijven: www.lezenenschrijven.nl

*De websites zijn bezocht op 10 augustus 2011.

Referenties

Cavanaugh K, Wallston KA, Gebretsadik T, Shintani A, Huizinga MM, Davis D, Gregory RP, Malone R, Pignone M, DeWalt D, Elasy TA, Rothman RL. Addressing literacy and numeracy to improve diabetes care: two randomized controlled trials.Diabetes Care. 2009;32:2149-55.

Dewalt DA, Berkman ND, Sheridan S, Lohr KN, Pignone MP. Literacy and health outcomes: a systematic review of the literature. J Gen Intern Med. 2004;19:1228-39.

Ross J. Health literacy and its influence on patient safety. J Perianesth Nurs. 2007;22:220-2.

Schillinger D, Piette J, Grumbach K, Wang F, Wilson C, Daher C, Leong-Grotz K, Castro C, Bindman AB. Closing the loop: physician communication with diabetic patients who have low health literacy. Arch Intern Med. 2003;163:83-90.

Twickler ThB et al. Laaggeletterdheid en beperkte gezondheidsvaardigheden vragen om een antwoord in de zorg. Ned. Tijdschr. Geneeskd. 2009; 153:A250, blz. 1-6.

Wallace AS, Seligman HK, Davis TC, Schillinger D, Arnold CL, Bryant-Shilliday B, Freburger JK, DeWalt DA. Literacy-appropriate educational materials and brief counseling improve diabetes self-management.Patient Educ Couns. 2009;75:328-33.

Recent interview met dr. Marcel Twickler in het Medisch Contact:

http://medischcontact.artsennet.nl/Tijdschriftartikel/83879/U-houdt-de-folder-op-zijn-kop.htm.

GPSR Compliance
The European Union's (EU) General Product Safety Regulation (GPSR) is a set of rules that requires consumer products to be safe and our obligations to ensure this.

If you have any concerns about our products, you can contact us on

ProductSafety@springernature.com

In case Publisher is established outside the EU, the EU authorized representative is:

Springer Nature Customer Service Center GmbH
Europaplatz 3
69115 Heidelberg, Germany